中国疾病预防控制中心妇幼保健中心
快乐孕育健康教育系列教程

孕妇学校高级教程

0~1岁育儿

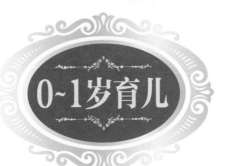

学员用书

主编：吴光驰　王惠珊

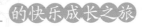

……………………………………… 的快乐成长之旅

华语教学出版社

图书在版编目（CIP）数据

孕妇学校高级教程：0~1岁育儿．学员用书 / 吴光驰，王惠珊
主编．—北京：华语教学出版社，2012
（快乐孕育健康教育系列教程）
ISBN 978-7-5138-0342-7

Ⅰ.①孕… Ⅱ.①吴…②王… Ⅲ.①妊娠期－妇幼保健－教
材②婴幼儿－哺育－教材 Ⅳ.① R715.3-62 ② TS976.31-62

中国版本图书馆 CIP 数据核字 (2012) 第 250911 号

孕妇学校高级教程——0~1岁育儿（学员用书）

出 版 人	王君校
主　　编	吴光驰　王惠珊
策　　划	徐 林
责任编辑	史文华　魏璟璐
排版制作	清鑫工作室
出　　版	华语教学出版社
社　　址	北京百万庄大街 24 号
邮政编码	100037
电　　话	4006865059
传　　真	(010) 85900302
网　　址	www.kuaileyunyu.com
电子信箱	kuaileyunyu@vip.sina.com
印　　刷	北京中科印刷有限公司
经　　销	快乐孕育（北京）教育科技有限公司
开　　本	16 开（787×1092）
字　　数	568（千）　21.5 印张
版　　次	2015 年 1 月第 1 版第 3 次印刷
标准书号	ISBN 978-7-5138-0342-7
定　　价	98.00 元

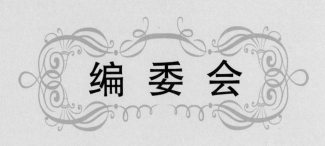

编 委 会

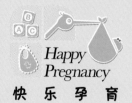

科学孕育生命
健康快乐生活

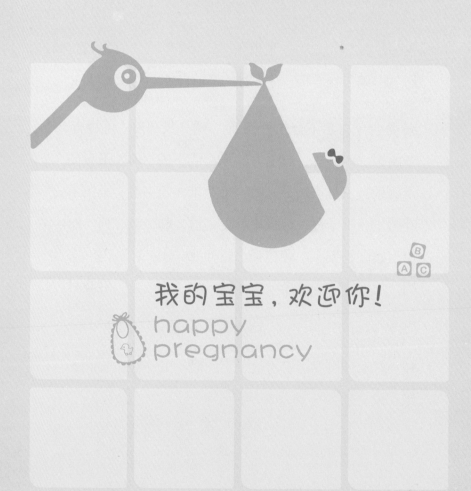

我的宝宝，欢迎你!

主编的话

亲爱的新手妈妈：

当您拿到这本书的时候，请首先接受我代表本书编委会的专家们送上的一份祝福，恭喜您即将完成十月怀胎的神奇之旅，把一个新生命带到这个世界，恭喜您将光荣地承载起"妈妈"这个伟大又美好的新身份，并将伴随宝宝的成长，经历自己生命中的第二次成长！

为人父母是一个令人兴奋的人生阶段，有了孩子，家庭里有了更多的乐趣和欢笑。当然，喜悦也伴随着责任，对于新手爸妈来说，抚育宝宝不仅是一门需要学习的全新功课，还是此前从未经历过的一次挑战，更是影响到后半生的一个关键起点。呵护宝宝健康地成长，需要了解宝宝的生长发育特点，需要掌握大量的婴幼儿喂养、护理、健康和疾病常识，而网络上的各种信息、亲友团里的诸多传言，有些未能得到科学甄别，反而会给大家增加困扰。作为专业的妇幼保健工作者，我们了解您在面对新生命、新生活时的忐忑与疑虑，我们知道您，需要一份权威、科学的帮助和指导。

目前，全国大部分的妇幼保健机构都开办了孕妇学校。希望在您最茫然与无助的阶段里，孕妇学校可以提供专业、便捷和贴心的指导。您所展开的这套《快乐孕育——孕妇学校高级教程》分为"教师用书"和"学员用书"两部分，均由中国疾病预防控制中心妇幼保健中心邀请的国内知名妇产科和儿科专家编写而成。其中的"教师用书"，是我们推荐的妇幼保健机构孕妇学校规范化教程，而"学员用书"是"教师用书"的配套书籍，本册育儿部分根据婴幼儿不同生长发育阶段常见的问题作了整理，并为您提供了系统的解答，文字简洁易懂，图文并茂，可以帮助您在特殊的日子里，获得正确的婴幼儿保健知识，掌握更多的育儿技能。

我们很高兴为您编撰了这册实用的育儿宝典。在此，衷心祝愿全天下的妈妈幸福安康，祝愿全天下的宝宝拥有最佳的人生开端！

吴光驰　王惠珊

快乐孕育网络孕妇学校

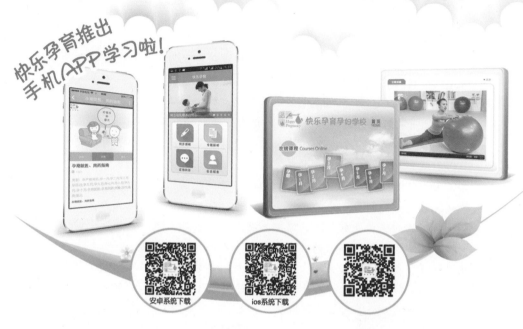

快乐孕育推出
手机APP学习啦！

安卓系统下载　　　ios系统下载

手机孕校　　　　　网络孕校
www.kuaileyunyu.com

❀ **和孕妇学校教材同步**
　和《快乐孕育孕妇学校高级教程》同步，每个知识点以动画、视频、音频等形式展现。

❀ **和孕妈妈怀孕时间同步**
　课程内容按照备孕、孕早期、孕中期、孕晚期、分娩、产褥期、0−1岁育儿同步进行。

❀ **和孕妈妈需求同步**
　以即时在线问答的方式，同步解决孕妈妈不同孕周所面临的不同问题。

快乐孕育网络孕妇学校主要学习方式

在线课程

采用动画、视频为主要教学手段，让书中的知识可视化，使学习变得轻松好玩。

问答咨询

覆盖全国的权威专家团队，为孕妈妈提供专业、准确、及时、高效的咨询服务。

专题讲座

定期聘请名医名师进行在线视频讲座，让孕妈妈不出家门便能听到著名专家精彩有趣的课程。

孕育百科

动态更新、科学准确的知识库，让孕妈妈简单一搜即可得到最新最正确的孕育知识。

 使用流程

手机孕校	下载安装APP	>	打开APP注册登录	>	输入预产期	>	快乐学习
网络孕校	购买学习卡	>	登录网站注册	>	输入学习卡编码激活	>	快乐学习

目 录

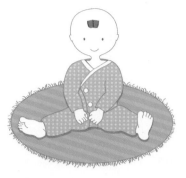

🌸 两个月宝宝 🌸

3

八个月宝宝

九个月宝宝

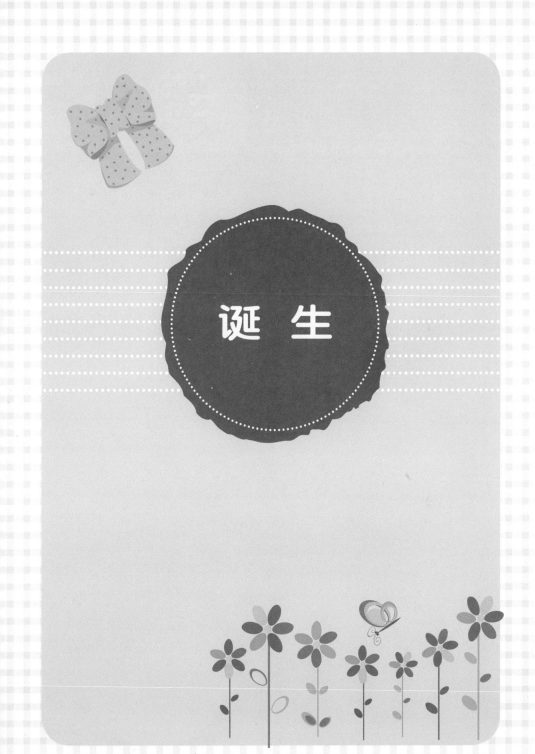

诞 生

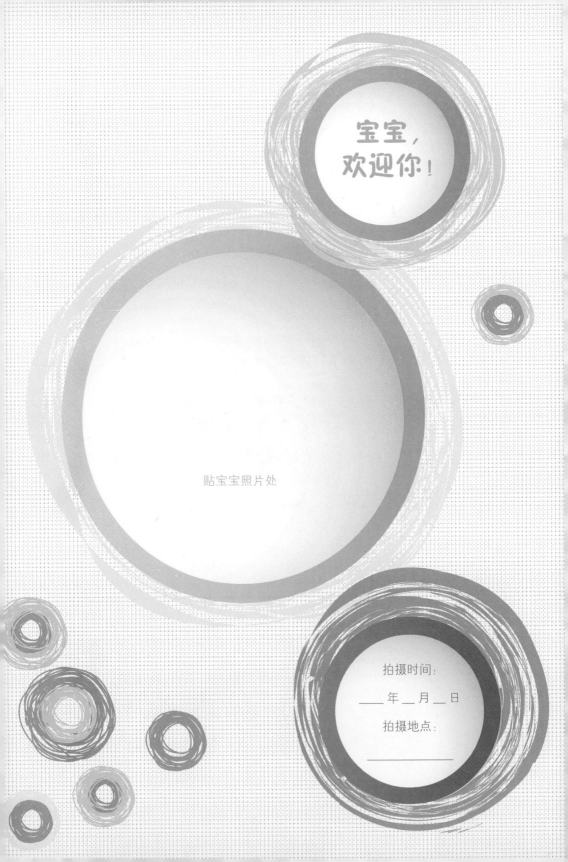

宝宝，
欢迎你！

贴宝宝照片处

拍摄时间：
___年__月__日

拍摄地点：

_____

宝宝姓名：_____

名字含义：_____ 取名人：_____

宝宝小名：_____

名字含义：_____ 取名人：_____

生日：_____ 血型：_____

星座：_____ 属相：_____

特征与个性：_____

_____

_____

宝宝
小·档案

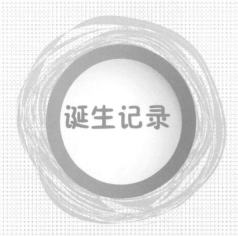

诞生记录

出生时间: 公历_____年___月___日___时___分　　星期____

　　　　　 农历_____年___月___日

出生地:_____出生医院:_____出生时天气:____

妈妈的怀孕周数:_____分娩方式:_____

出生时的宝宝　身长:____厘米　体重:____千克　头围:____厘米

出生时的情形:

妈妈的话:

爸爸的话:

其他人的话:

宝宝出生手印

_____年__月__日

备注:_____

_____

宝宝出生脚印

_____年__月__日

备注:_____

_____

珍贵的手印
和脚印

物品准备

❀ 服装

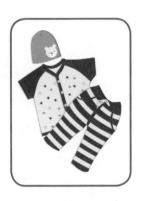

国家颁布的《婴幼儿服装标准》明文规定，宝宝衣物的领口不得小于 52 厘米，绳带不可超过 14 厘米，衣服上的拉链不可脱钩，印花部位不可脱粉或掉粒，刺绣部位不可过硬或边缘锐利。这些都是保护宝宝安全的防范措施。

宝宝衣服的材质应以纯棉为佳，纯棉织品柔软透气，保暖性好，吸湿性强，对皮肤的刺激小且容易清洗，是最适合小宝宝的衣物材质。爸爸妈妈可以留意宝宝衣服吊牌上"成分"一项是否为 100% 纯棉或 100%COTTON。颜色上应选择自然色、无印花的面料。此外，小宝宝的衣服要宽松舒适、便于四肢活动，应避免一些花边、纽扣、拉链之类的装饰，以免划伤宝宝。

□ 小和尚装　　　　□ 开裆连脚裤　　　　□ 小袜子

❀ 尿布

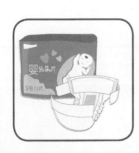

纯棉尿布吸水性好，质地柔软，便于洗晒。尿布在使用前需要清洗消毒，并在阳光下晒干。尿布的颜色以浅色为宜，一来便于妈妈看清宝宝大便的颜色，二来以防深色染料对宝宝皮肤产生刺激。

纸尿裤有 S、M、L 和 XL 之分，即小、中、大及超大号，需要根据宝宝的身材、体重来选择大小合适的纸尿裤。还有的品牌纸尿裤有男、女宝宝之分，男宝宝的纸尿裤前片厚一些，女宝宝的则后片厚一些。

□纸尿裤　　　　　　□尿布

❀ 喂养用品

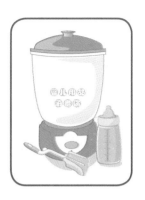

相对于母乳喂养，人工喂养所需要的喂养用品则要多一些。市面上销售的奶瓶从制作材料上来分主要有塑料和玻璃的两种。塑料奶瓶质轻、不易碎；玻璃奶瓶易碎，但能经受反复高温消毒和微波炉的加热。在喂养初生宝宝时，最好使用玻璃奶瓶，但等到宝宝可以自己拿奶瓶吃奶时，则塑料奶瓶较为适宜。奶嘴也有大小之分，需根据宝宝的发育更换不同型号的奶嘴。

奶瓶、奶嘴每天都要清洗消毒才可以使用。有条件的家庭，建议将奶瓶刷、奶瓶夹、奶瓶架以及专用的奶瓶消毒锅也一并准备。奶瓶、奶嘴要多准备几个，一旦发现破损应立即更换。

□奶瓶　　□奶嘴　　□奶瓶刷　　□奶瓶夹　　□奶瓶架　　□消毒锅

❀ 洗护用品

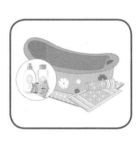

除了给宝宝准备一个澡盆之外，爸爸妈妈还需要为新生宝宝准备婴儿专用的洗护用品，包括洗发露、沐浴液、润肤乳、面霜、护臀霜、爽身粉、按摩油等，成人的洗护用品不可以替代宝宝洗护用品，以免引起皮肤过敏等现象。为了方便给宝宝洗澡和日常护理，妈妈可以用一个透明的洗护包将宝宝的这些物品装在一起。

每次给宝宝换完尿布，清洁完小屁屁之后，要涂上护臀霜，以防止尿布疹；坚持给宝宝做抚触的妈妈，抚触按摩油一定是必不可少的。

□洗发露	□沐浴液	□润肤乳
□面霜	□护臀霜	□按摩油
□婴儿湿纸巾	□婴儿洗衣液	□浴盆
□浴巾	□小毛巾	

✿ 家居安全防护用品

在爸爸妈妈为宝宝准备一个安全的居家环境时，可能需要用到下面这些宝宝安全用品。

- ☐ 防撞桌角：可以安装到桌角、柜角等位置，防止宝宝磕碰受伤。

- ☐ 防撞条：把软软的橡胶带有黏性的一面贴到墙或是家具的边缘，可以防护宝宝，以免被磕碰。

- ☐ 安全门卡：扣在房门位置，可以防止宝宝在关门时被夹伤或反锁家中。

- ☐ 电插防护扣：绝缘的插头可以封住电源插座孔，以免宝宝的小手指触摸电源插头。

- ☐ 水温计：给宝宝洗澡时，方便测量水温，以免水温过高或过低引起宝宝不适。

- ☐ 安全护栏：安装在上下楼梯的位置，可以防止宝宝独自爬上楼梯或者从楼梯坠下。

- ☐ 燃气旋钮保护罩：可防止宝宝打开燃气开关。

- ☐ 汽车安全座椅：宝宝乘小轿车时，应使用安全座椅，以保障乘车安全。

✿ 玩具

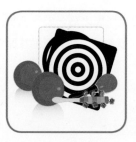

新生宝宝虽然还不能抓握玩具，但他／她的眼睛能够看得到，耳朵能够听得到。爸爸妈妈还可根据宝宝视觉、听觉、触觉的发育特点，选择颜色对比鲜明、声音柔和悦耳的八音盒或者拨浪鼓、哗铃棒等摇铃玩具，让宝宝寻找声源，锻炼他／她的听觉能力。

☐八音盒	☐拨浪鼓	☐摇铃

✿ 婴儿床

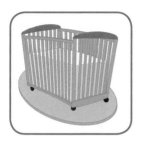

婴儿床有金属的，也有木质的，爸爸妈妈在选择时，要以安全、实用为原则，不要选择花纹复杂、雕饰较多的婴儿床，以免宝宝碰撞受伤。床周的围栏间距不要过宽，围栏高度最好能高出床垫 50 厘米；在头顶板和脚底板部位没有凹陷，防止宝宝的头部和脚陷入；有的婴儿床配有纱帐，可以在夏天防止蚊蝇的侵扰。

□婴儿床　　　　□被子/褥子　　　　□小包被

✿ 童车

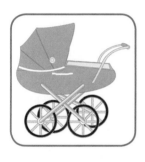

虽然，许多爸爸妈妈在购买童车时能够精挑细选，但在使用过程中，却往往容易忽略一些安全注意事项：童车使用前，应确保各个部件正常无松动，座位、躺椅转换灵活，刹车有效。如果宝宝较胖，则需要选择位子较宽敞的童车；如果使用二手童车，则更需充分检查每个零件是否紧固，这对于乘车宝宝的安全是非常必要的。

□童车　　　　□伞车

✿ 儿童餐椅

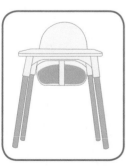

为了帮助宝宝大一些时与大人一同专心、自主地吃饭，应准备儿童餐椅，宝宝可成为围坐在大餐桌旁吃饭的一分子。不过儿童餐椅在选择上有很多需要注意的安全事项：无论是木质还是塑料的儿童餐椅，都应牢固、底座宽大且不容易翻倒；餐椅要可以调节宽窄高低的位置，以确保他/她坐在上面仍有挪动空间。

□儿童餐椅　　　　□小碗　　　　□软头勺

✿ 便盆

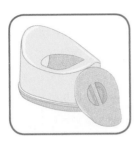

当宝宝可以坐稳之后，可以尝试让宝宝使用便盆。常见的样式有坐盆式、骑马式，也有带靠背的迷你马桶式。坐盆式是比较基础的款式，也不占用太多空间，宝宝使用起来更为方便；骑马式比较稳当和安全，但不便于穿着裤子的宝宝骑坐；迷你马桶式的靠背能够让宝宝依靠，会增加更多安全感。

□便盆

✿ 脐带护理包

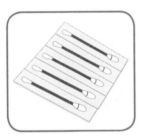

在宝宝出生后，医院会对宝宝的脐带进行结扎，脐带一般在宝宝出生后1至2周脱落。愈合过程中的脐带残端经常会渗出清亮的或淡黄色黏稠的液体，属于正常现象。但宝宝脐带未脱落前，只要脐带部分沾水，就要进行正确护理，否则容易引起脐部发炎等诸多不良后果。所以，在宝宝出生前，就要准备好相关的消毒护理物品。

□消毒棉棒　　　□干棉棒　　　□圆头镊子

✿ 家庭急救包

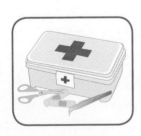

急救包里该配备的主要工具有：尖头镊子、剪刀、纱布、绷带、胶布、棉签、创可贴等。急救箱里还要有酒精，以用于消毒伤口或者消毒镊子、剪子等工具，但需要注意的是只有75%的药用酒精可用于皮肤消毒使用。碘酊可用于消毒伤口使用，使用时伤口的疼痛感比75%的酒精要稍小点。

□家庭急救包

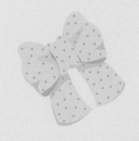

新生儿

新生儿

新生的宝宝，每周体重会增加150克以上，每天保持16～20个小时的睡眠。没有宝宝能够像成人一样一觉睡到大天亮，因为他/她在夜间仍然需要吃奶，所以，妈妈应坚持夜间给宝宝哺乳。

还不具备语言能力的宝宝在需要抚慰或是不舒服的时候只能通过哭声来表达自己的感受，爸爸妈妈要注意聆听宝宝的哭声，并通过哭声辨别出宝宝是饿了，还是身体不适或是需要妈妈的爱抚。

医生的话

1. 大多数刚出生的宝宝"皱巴巴"的，有些宝宝头上还覆有一层白白的"胎脂"，皮肤粉嫩粉嫩的，这是宝宝初来人世的模样。

2. 宝宝在刚出生的第一周视力和听力发育尚不完全。

3. 新生儿出生后10分钟内，医生会对宝宝进行新生儿阿普加（Apgar）评分，来判断宝宝的健康程度。

4. 出生后几天内，宝宝可能会出现生理性的体重下降、生理性黄疸等，这都属于正常的生理现象。

5. 如果新手爸妈无法判断宝宝的症状是生理性还是病理性，就要到医院求助医生。

6. 新手爸妈要学习更多的养育宝宝的知识，为宝宝更好地成长创造环境。

生活指南

♥ 妈妈的乳汁是宝宝最好的天然食物，能提供丰富的营养和免疫因子，特别是初乳，妈妈一定要喂给宝宝吃。

♥ 宝宝吃奶后，把他／她抱起。抱起宝宝时，一定要用手支撑他／她的头部和背部，在宝宝的后背轻轻拍嗝，减少吐奶的发生。

♥ 出院回家后，要注意保持宝宝脐部的清洁、干燥，并在脐部沾水后，进行常规的脐带消毒护理。

♥ 新手爸妈要每天给宝宝沐浴。沐浴时要使用没有刺激成分的婴儿沐浴露，并注意给宝宝保暖，以防宝宝着凉。

♥ 宝宝小便、大便之后，要及时清洁臀部及会阴部，以防尿布疹的发生。清洁时注意不要用力过大。

♥ 仔细观察、倾听，学会分辨宝宝哭声背后的意义，以便更好地与宝宝沟通，满足他／她的需要。

♥ 每天要保证宝宝 16 ~ 20 个小时的睡眠时间，这样会有利于他／她的健康生长。

爸爸的任务

　　产后这段时间很多妈妈由于身体虚弱、休息不足，而且每隔两三个小时就要给宝宝喂奶，所以容易感到疲劳。爸爸应尽力承担些育儿任务，宝宝睡觉的同时也让妈妈得到足够的休息，保持良好的情绪，以防止产后抑郁症发生。

　　新生儿期的宝宝每天睡 16 ~ 20 个小时，爸爸在家时要注意，不要大声说话，以免吓到宝宝；每天不要忘记开窗通风，保持室内空气新鲜，对宝宝和妈妈都好；爸爸下班后多对宝宝说话或者唱歌，可以强化宝宝识别你声音的能力；帮助妈妈给宝宝换尿布、洗澡等，和妈妈一起学习更多的育儿知识，为宝宝的生长提供更好的环境和条件。

♥1 出生后的一周

■ 新生宝宝 24 小时的观察重点

观察重点	正 常	异 常
呼吸	新生宝宝每分钟呼吸约 40 ~ 44 次，哭闹的时候呼吸会加快	呼吸超过 60 次 / 分或低于 20 次 / 分，属异常
皮肤	足月宝宝的皮肤红润，胎毛少	宝宝出现肢体苍白或青紫，或是出生 24 小时以内出现黄疸、红斑等情况，需进一步检查
体温	新生儿出生时的体温与妈妈体温相同。离开母体后，宝宝的体温会略低，之后再逐渐回升，一般 12 ~ 24 小时内稳定在 36℃ ~ 37℃（腋下体温）之间	如果出生 6 小时后，体温仍较低或过高，应及时咨询医生
哭声	宝宝的哭声能反映出宝宝健康状况以及肺功能情况。正常情况下，宝宝的哭声洪亮、婉转	若宝宝的啼哭声类似尖叫或者哭声微弱，属于异常

第 1 天

时间：

妈妈的身体状况：_____

宝宝的身体状况：_____

第 2 天

时间：

妈妈的身体状况：_____

宝宝的身体状况：_____

第3天   时间：

妈妈的身体状况：_____

宝宝的身体状况：_____

第4天   时间：

妈妈的身体状况：_____

宝宝的身体状况：_____

第5天   时间：

妈妈的身体状况：_____

宝宝的身体状况：_____

第6天   时间：

妈妈的身体状况：_____

宝宝的身体状况：_____

第7天   时间：

妈妈的身体状况：_____

宝宝的身体状况：_____

❷ 发育状况

☐ 当有声音发出时，他／她会寻找声源，或是将头转向熟悉的声音

☐ 当妈妈解开衣服准备哺乳时，宝宝会积极地寻找乳头

☐ 新生宝宝的手在大部分的时间里呈握拳的样子，有时他／她会把手放在嘴中

☐ 如果将宝宝俯卧，他／她会将头从一侧转向另一侧，或是短暂地抬起头，下肢呈现出爬行的姿势

☐ 脐带一般在出生后1～2周脱落

☐ 宝宝出生24小时内会有黑色的胎便排出

☐ 如果妈妈乳汁充足，宝宝大便会在排完胎便后转为黄色的糊状便

异常情况

1月龄的宝宝对很大的声音没有反应的话，需要找专业医生检查。

■ 不适症状

时间：＿＿＿＿＿＿＿＿＿　　日龄：＿＿＿＿＿＿＿＿＿

不适症状：＿＿＿＿＿＿＿＿＿＿＿＿＿＿＿＿＿＿＿＿

＿＿＿＿＿＿＿＿＿＿＿＿＿＿＿＿＿＿＿＿＿＿＿＿＿

医生建议：＿＿＿＿＿＿＿＿＿＿＿＿＿＿＿＿＿＿＿＿

＿＿＿＿＿＿＿＿＿＿＿＿＿＿＿＿＿＿＿＿＿＿＿＿＿

时间：＿＿＿＿＿＿＿＿＿　　日龄：＿＿＿＿＿＿＿＿＿

不适症状：＿＿＿＿＿＿＿＿＿＿＿＿＿＿＿＿＿＿＿＿

＿＿＿＿＿＿＿＿＿＿＿＿＿＿＿＿＿＿＿＿＿＿＿＿＿

医生建议：＿＿＿＿＿＿＿＿＿＿＿＿＿＿＿＿＿＿＿＿

＿＿＿＿＿＿＿＿＿＿＿＿＿＿＿＿＿＿＿＿＿＿＿＿＿

时间：＿＿＿＿＿＿＿＿＿　　日龄：＿＿＿＿＿＿＿＿＿

不适症状：＿＿＿＿＿＿＿＿＿＿＿＿＿＿＿＿＿＿＿＿

＿＿＿＿＿＿＿＿＿＿＿＿＿＿＿＿＿＿＿＿＿＿＿＿＿

医生建议：＿＿＿＿＿＿＿＿＿＿＿＿＿＿＿＿＿＿＿＿

＿＿＿＿＿＿＿＿＿＿＿＿＿＿＿＿＿＿＿＿＿＿＿＿＿

■ 请教医生的问题

问题：_____
_____
医生建议：_____
_____

问题：_____
_____
医生建议：_____
_____

■ 备忘录 _____
_____
_____
_____
_____

18

❤ 3 喂 养 记 录

■ 喂养方式：

　　□ 纯母乳喂养　　□ 混合喂养　　□ 人工喂养

■ 喂养具体情况：＿＿＿＿＿＿＿＿＿＿＿＿＿＿＿＿＿＿＿＿＿＿

　　＿＿＿＿＿＿＿＿＿＿＿＿＿＿＿＿＿＿＿＿＿＿＿＿＿＿＿＿

　　＿＿＿＿＿＿＿＿＿＿＿＿＿＿＿＿＿＿＿＿＿＿＿＿＿＿＿＿

■ 补充说明：

妈妈饮食特别记录	
添加辅食情况	
营养补充剂	
用药情况	
其他	

❤4 就诊记录

时间：＿＿＿＿＿＿　　身高：＿＿＿＿＿＿

体重：＿＿＿＿＿＿　　头围：＿＿＿＿＿＿

就诊原因：＿＿＿＿＿＿＿＿＿＿＿＿＿＿

＿＿＿＿＿＿＿＿＿＿＿＿＿＿＿＿＿＿＿＿

＿＿＿＿＿＿＿＿＿＿＿＿＿＿＿＿＿＿＿＿

＿＿＿＿＿＿＿＿＿＿＿＿＿＿＿＿＿＿＿＿

时间：＿＿＿＿＿＿　　身高：＿＿＿＿＿＿

体重：＿＿＿＿＿＿　　头围：＿＿＿＿＿＿

就诊原因：＿＿＿＿＿＿＿＿＿＿＿＿＿＿

＿＿＿＿＿＿＿＿＿＿＿＿＿＿＿＿＿＿＿＿

＿＿＿＿＿＿＿＿＿＿＿＿＿＿＿＿＿＿＿＿

＿＿＿＿＿＿＿＿＿＿＿＿＿＿＿＿＿＿＿＿

5 体检和疫苗

体检一

新生儿阿普加（Apgar）评分

宝宝出生后1分钟内及5分钟

两个时间点检查

检查日期：＿＿＿＿＿＿＿＿＿＿

我的宝宝评分 1分钟：＿＿＿分

5分钟：＿＿＿分

体检二

宝宝的第一次身体检查

宝宝出生后的24小时

检查日期：＿＿＿＿＿＿＿＿＿＿

医生说：＿＿＿＿＿＿＿＿＿＿＿

体检四

听力筛查

一般在出院前进行初筛

检查日期：＿＿＿＿＿＿＿＿＿＿

医生说：＿＿＿＿＿＿＿＿＿＿＿

体检三

新生儿疾病筛查

宝宝出生72小时后，经过充分

哺乳后

检查日期：＿＿＿＿＿＿＿＿＿＿

医生说：＿＿＿＿＿＿＿＿＿＿＿

疫苗一

卡介苗

宝宝出生后24小时

接种日期：＿＿＿＿＿＿＿＿＿＿

体检五

新生儿家庭访视

首次访视在宝宝出院后7日

之内进行；满月访视在出生后

28～30日进行

检查日期：＿＿＿＿＿＿＿＿＿＿

医生说：＿＿＿＿＿＿＿＿＿＿＿

疫苗二

乙肝疫苗

宝宝出生后24小时 第1针

接种日期：＿＿＿＿＿＿＿＿＿＿

6 给宝宝的话

■ 妈妈的话

■ 爸爸的话

■ 随笔

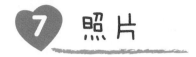

7 照片

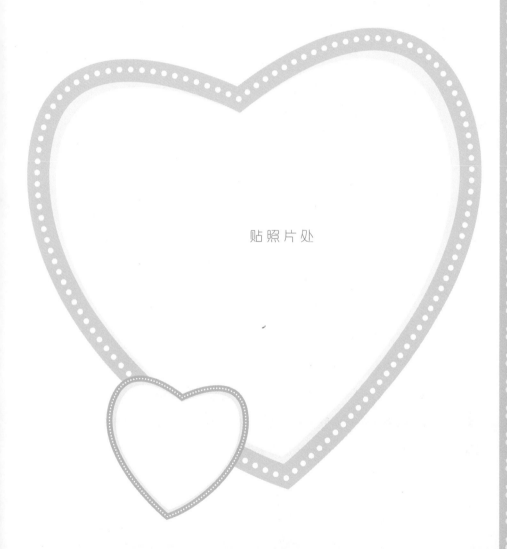

贴照片处

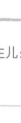

百科词条

新生儿: 从出生后脐带结扎开始到整 28 天前的一段时间的宝宝为新生儿。

足月儿: 足月儿是指出生时胎龄满 37 周、小于 42 周的新生儿。

早产儿: 早产儿是指出生时胎龄小于 37 周的新生儿。

过期产: 平时月经周期规律, 妊娠达到或超过 42 周（294 日）分娩, 称为过期产。

巨大儿: 出生体重达到或超过 4000 克者称为巨大儿。

低出生体重儿: 出生时体重不足 2500 克的新生儿统称为低出生体重儿。

胎脂: 新生儿皮肤上有一层白色、黏滑, 像油脂一样的东西, 称为胎脂。宝宝出生前, 胎脂保护着皮肤不受羊水浸润; 宝宝出生后, 胎脂不仅可以起到维持体温恒定的作用, 还可以防止宝宝皮肤感染。

更多学习请登录快乐孕育孕妇学校
www.kuaileyunyu.com

健康足月新生儿标准

新生宝宝健康发育的标准通常包括体重、身长、头围和胸围、体温、呼吸、脉搏等几个方面。另外，新生宝宝的觅食反射、吸吮反射以及对光线、声响的反应，也是评价健康足月新生儿的标准。

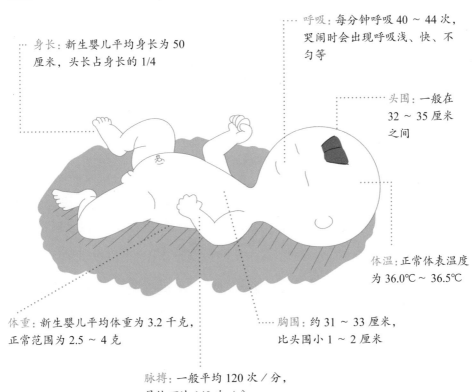

呼吸：每分钟呼吸 40 ～ 44 次，哭闹时会出现呼吸浅、快、不匀等

身长：新生婴儿平均身长为 50 厘米，头长占身长的 1/4

头围：一般在 32 ～ 35 厘米之间

体温：正常体表温度为 36.0℃ ～ 36.5℃

体重：新生婴儿平均体重为 3.2 千克，正常范围为 2.5 ～ 4 克

胸围：约 31 ～ 33 厘米，比头围小 1 ～ 2 厘米

脉搏：一般平均 120 次／分，最快可达 140 次／分

我的宝宝　　身长：＿＿＿ 厘米　体重：＿＿＿ 千克　头围：＿＿＿ 厘米

了解新生儿

颜色 ➤ 医生说 健康新生儿的皮肤娇嫩，刚出生时为暗红色或微紫，一旦建立呼吸、保暖后就呈粉红色。如果宝宝出现了黄疸，皮肤会变得较黄。

胎脂 ➤ 医生说 宝宝出生时，皮肤所覆盖的胎脂分布不均匀，一般在出生后数小时就开始逐渐吸收或者脱落，不需人为去除。

胎斑 ➤ 医生说 新生宝宝的背、腰部或者臀部，常常会有淡灰青色或暗青色的色素斑，大小不一，叫作胎斑。胎斑无须治疗，一般在 5 岁之前，最迟在青春期之前即可消退。

粟粒疹 ➤ 医生说 新生宝宝的鼻尖、下巴和前额部位可能会出现细小的白点，称为"粟粒疹"。这些小白点是由于皮脂腺分泌物堆积所造成，一般在数周后自行消失，千万不要挤压。

脱皮 ➤ 医生说 宝宝出生后会出现皮肤干燥、脱皮的现象，通常需要几周时间逐渐缓解，这属于正常现象。若满月后仍持续脱皮或合并皮肤湿疹，就要去医院诊治。

囟门 ➤ 医生说 囟门是反映宝宝身体健康状况的一个窗口，具有前囟和后囟。通常情况下，宝宝的囟门较平，如果发现宝宝的囟门明显凸起或是凹陷，应及时就诊。

胎毛 ➤ 医生说 胎毛是指宝宝出生时身上已经长出的毛发。有些宝宝身体上、脸上很少看到胎毛，但也有的宝宝在后背和额头以及耳朵上布满了黑黑的胎毛。

胎便 ➤ 医生说 胎便是由宝宝吞入羊水中的沉淀物积存形成，是宝宝最早的肠道分泌产物。胎便为黑棕色或黑绿色，性状黏稠，正常新生儿多数在 12 小时内开始排出胎便，2 ~ 3 天内排完，总量约 100 ~ 200 克。

❀ 头形

出生前后，婴儿的颅骨可以在一定的范围内活动，使得他们的头具有良好的可塑性。由于大部分的婴儿选择了头朝下的姿势降入妈妈的骨盆，他／她的颅骨就需要适应妈妈骨盆的形状，以便顺利地通过产道，所以，很多新生宝宝的头也就成了"尖头"。不过，无须担心。出生后的几天，宝宝的头形会逐渐变回圆形。

有的宝宝出生时，头顶左右两侧或后方可能会有瘤样隆起，这是由于产程时间较长，头部在妈妈的产道内受到挤压，局部出现充血、水肿和瘀血等情况而造成的产瘤。一般在宝宝出生后数天就会逐渐减小并自行消失，不需进行特殊处理。

❀ 体温

刚出生的宝宝由于中枢神经系统发育尚未完善，体温调节能力差且皮下脂肪较薄，容易受到环境温度的影响，体温会产生波动。

为小宝宝测量体温，可选在颈前、腋下、口腔、肛门或耳内等处进行。颈前或腋下测量体温是最为方便、安全且常用的方法，36℃～37℃为正常；口腔测温范围为37℃为正常；肛门测温范围为36.5℃～37.5℃为正常；耳内测温采用半导体体温计，准确、快速，但因仪器较贵，较少采用。

为了减少宝宝的体温波动，室温最好保持在22℃～24℃之间，湿度50%～60%，家里应该经常开窗通风，保持空气清新。夏季，可以给宝宝多喂奶，以补充水分；冬季，要注意保暖。

❀ 囟门

宝宝出生后，由于颅骨尚未发育完全，颅骨之间的连接处存在缝隙，头顶和枕后部形成两个颅骨缺失的区域，称为囟门。囟门很小，却也是反映宝宝身体健康状况的一个窗口。通常情况下，宝宝的囟门较平，如果发现宝宝的囟门明显凸起或是凹陷，应及时就诊。

宝宝具有前囟和后囟。前囟在宝宝的头顶上方，呈菱形样子，摸上去较软，有时还可以看到它上下跳动。随着宝宝头围增长，前囟也随着变大，至6个月时达到2.5～3厘米。之后，随着颅骨逐渐骨化，前囟的面积逐渐变小，一般在12个月至18个月闭合。宝宝的后囟较小，位于脑后中线，出生后3个月左右闭合。

给宝宝洗头时，囟门也需要清洗，不过动作要轻柔些。有的宝宝前囟头皮会有一些黄褐色的鳞屑，不要强行去揭。可以涂上一些植物油，待其软化后再用棉棒轻轻拭去。

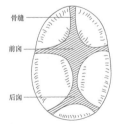

骨缝

前囟

后囟

✿ 黄疸

超过一半的足月新生儿会在出生的2～3天出现生理性黄疸。宝宝的面部、躯干以及四肢的皮肤呈现浅黄色，但吃饭、睡觉、精神状态都不受什么影响，一般在7～10天左右逐渐消退，所以，并不需要特殊的处理。

而患有病理性黄疸的宝宝，出生24小时左右，面部、躯干、四肢、手心、脚心会明显发黄，同时伴有发热、呕吐、吃奶少、精神差等症状，且血清胆红素持续超过正常值。严重时，可造成宝宝神经功能的损伤。

✿ 啼哭

宝宝在没出世之前，他/她所需氧气和营养物质都通过脐带和胎盘直接从妈妈的血液中摄取，不需要的二氧化碳和代谢产物也直接由妈妈代为排泄。宝宝出生之后，胸廓会突然扩张，胸腔也立即扩大，肺叶张开，随着吸进的第一口空气以及随后呼气的动作，迫使肺内空气外出，冲出的气体使得声带震动，就发出了第一声响亮的啼哭。

伴随着第一声啼哭，宝宝开始逐步建立起自己的呼吸运动和呼吸节律，依靠自己的呼吸摄取氧气，也说明他/她能够脱离妈妈独立生活了。

✿ 排便

宝宝出生后的第1天，根据开奶情况的不同，有的宝宝较少有尿，也有的宝宝排尿4～5次。之后，随着进食量的增加，宝宝一昼夜的小便次数可达20次。

新生宝宝一般在出生24小时之内排出墨绿色、黏稠、无臭的胎便。随后的2～3天，大便呈棕褐色，随着母乳喂养的增多，宝宝的大便也逐渐转为正常。喂养方式不同，宝宝正常的大便颜色及次数也略有差异。母乳喂养的宝宝的大便通常为黄色，大便次数较多，每日2～7次都属于正常。人工喂养的宝宝的大便则为淡黄色或是土灰色，有臭味，每日1～2次左右。

如果宝宝的大便呈水样、蛋花样、黏液样、泡沫样，且大便颜色异常、排便次数增加，或者宝宝在出生后48小时没有小便，以及宝宝刚排出的新鲜尿液有鼠尿样气味时，爸爸妈妈一定要告诉医生，以便及时发现问题，及时诊治。

❀ 呼吸

宝宝出生后，便开始了第一次呼吸，并逐渐建立起有节律的呼吸。刚出生几个小时的宝宝，呼吸经常不均匀，脉搏也会时快时慢。宝宝出生后 1 小时，每分钟呼吸 60 次左右，2 ~ 6 小时内每分钟 50 次左右，6 小时后每分钟 40 次左右，在出生 2 周后每分钟呼吸大概 40 ~ 44 次。正常情况下，小宝宝的呼吸没有声音，在哭过和吃奶之后，有时会出现呼吸浅、快、不匀的情况。由于鼻、咽、气管、胸、肺等器官均还没有发育完善，新生宝宝在呼吸时肚子会一鼓一瘪的，这是腹式呼吸的特点。

小宝宝的呼吸次数增加，往往是宝宝身体健康状况出现特殊情况而发出的信号。当宝宝看起来呼吸很费力，呼吸不规则，喘息且鼻翼扇动，或者宝宝在吸气时，胸壁下部出现凹陷，这些都是呼吸异常的表现。准确地为宝宝数呼吸次数有以下要领：

◎ 宝宝在哭闹、运动以及喂奶前后的呼吸会加快，所以，数呼吸次数要在宝宝安静的状态下进行；

◎ 数呼吸时一定要数满 1 分钟，而不是数 15 秒乘以 4，这样得出的次数才准确；

◎ 数呼吸时要注意一呼一吸算一次呼吸，而不是作为两次。新生宝宝以腹式呼吸为主，所以，宝宝腹部的起伏运动，一起一伏为一次，这样来数呼吸的次数会更为准确。

❀ 睡眠

刚出生的宝宝没有白天黑夜的概念，时睡时醒，每次睡眠时间约 2 ~ 3 小时，每天的睡眠时间累计多达 16 ~ 20 小时。小宝宝的一天，除了吃奶，几乎剩下的时间都是处于睡眠状态。充足的睡眠有助于宝宝生长发育，随着宝宝日龄的增加，睡眠时间也会逐渐减少，但睡眠仍然是他 / 她生活中非常重要的一件事情。

与成人的睡眠相比较而言，新生宝宝睡眠中的浅睡眠所占的时间比例较大。宝宝睡觉的时候，面部表情丰富，时而会有微笑、皱眉、吸吮等动作，也容易被周围的声音惊动。

小宝宝可能会在半夜或者是白天的任何时间段醒来，也许是因为饥饿、大小便或者其他的一些原因，也许只是左顾右盼一下，小宝宝又会自己再次进入睡眠状态，这是新生宝宝的正常现象，爸爸妈妈不要急于为宝宝提供"帮助"，况且他 / 她也不希望爸爸妈妈去打扰，因为他们可以自己平静地再次回到"梦乡"。

✿ 生物钟

新生儿每天的睡眠时间长达 16 ~ 20 小时，对白天和黑夜还不能够明确区分。避免"黑白颠倒"，让小宝宝养成基本规律的睡眠作息，对他 / 她的健康发育有着重要的作用。

当宝宝白天醒来的时候，妈妈可以多陪宝宝说话，做些亲子游戏，尽量减少宝宝睡觉时间，还可以带宝宝看看窗外，让他 / 她感受到白天明亮的光线；当宝宝需要睡觉或者夜晚来临时，要把灯光调暗，让宝宝通过光亮、黑暗的对比了解白天与黑夜的区别，逐渐养成夜间睡眠的生活规律，慢慢地适应外界环境。

另外，入睡前，不要让宝宝吃得太饱，也不要让宝宝过于兴奋。经过一段时间的锻炼，宝宝可以逐渐适应白天多活动、晚上多睡觉的作息习惯，有意识地调整为良好的生物钟。

✿ 笑

人类"笑"的能力与生俱来。很多新生宝宝在吃饱之后的舒适睡眠中，常常会微微地笑一下，或者是嘴角向上翘一下，甚至有时还能笑出声音来，好像正在做一场美梦，很是可爱。

但是，新生儿睡眠中的笑是无意识的，并不是由于外界刺激产生，只是一种生理表现。

待宝宝稍大些之后，才会逐渐对语言或是微笑作出反应，表现出回应式的微笑。"笑"可以促进宝宝大脑发育，对早期智力开发大有益处。

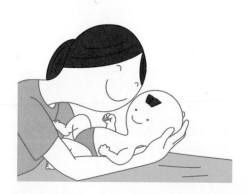

发育里程碑

视觉发育

新生宝宝对光的刺激反应相当敏感。出生 2 ~ 4 周的宝宝两眼能凝视光源，并能追随物体转动头部。新生宝宝对黑白或者高对比度的图案比较感兴趣，而且特别喜欢注视着妈妈的脸。

触觉发育

新生宝宝喜欢柔软的感觉，温柔的抚摸、轻轻的拍打、摇动或者抱着宝宝，都可以令宝宝感觉到舒适，并可以由烦躁变得安静下来。

嗅觉及味觉发育

新生宝宝味觉相当灵敏，天生就喜欢甜的味道，对酸味和苦味表现出厌恶的表情。因为宝宝嗅觉灵敏，能够辨认出自己妈妈乳汁的气味，所以，当妈妈解开衣服时，宝宝会积极地寻找乳头。

运动发育

新生宝宝的手在大部分的时间里呈握拳的样子，有时他 / 她会把手放在嘴中。如果将宝宝俯卧，他 / 她会将头从一侧转向另一侧，或是短暂地抬起头，下肢呈现出爬行的姿势。

听觉发育

宝宝接近满月的时候，能够辨认一些声音。当有声音发出时，他 / 她会寻找声源，或是将头转向熟悉的声音。

母乳喂养好

❀ 喂养方式的选择

新生宝宝的喂养包括母乳喂养、人工喂养和混合喂养三种方式。母乳是新生宝宝营养最全面、最安全、最理想的食物，所以，母乳喂养也是最佳的婴儿喂养选择。

纯母乳喂养

指6个月以内的宝宝除了吃自己妈妈的乳汁之外，除维生素D外没有添加过水或者其他食物。

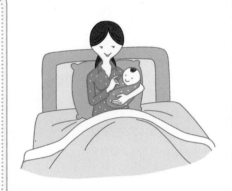

人工喂养

由于各种原因妈妈不能用母乳喂养宝宝时，可采用配方奶粉、动物乳汁或其他母乳代用品喂养宝宝，这种非母乳喂养宝宝的方法称为人工喂养。

混合喂养

由于母乳不足或母亲白天要外出工作等条件限制，无法完全母乳喂养时，需要补充部分母乳代用品作为婴儿的食物，这种喂养方式称为部分母乳喂养或者混合喂养。

✿ 母乳喂养的好处

母乳喂养对于宝宝、妈妈以及家庭都有益处，是最佳的婴儿喂养方式。

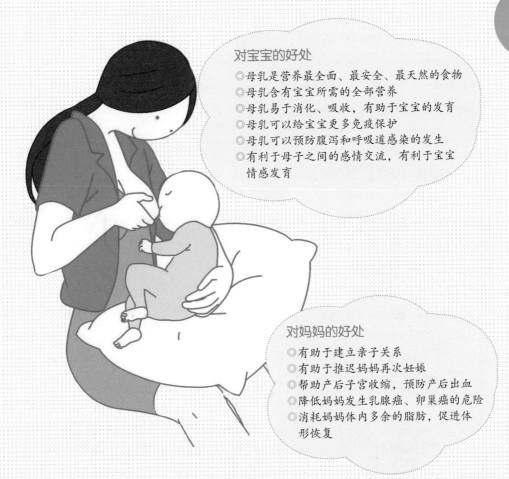

对宝宝的好处
- ◎母乳是营养最全面、最安全、最天然的食物
- ◎母乳含有宝宝所需的全部营养
- ◎母乳易于消化、吸收，有助于宝宝的发育
- ◎母乳可以给宝宝更多免疫保护
- ◎母乳可以预防腹泻和呼吸道感染的发生
- ◎有利于母子之间的感情交流，有利于宝宝情感发育

对妈妈的好处
- ◎有助于建立亲子关系
- ◎有助于推迟妈妈再次妊娠
- ◎帮助产后子宫收缩，预防产后出血
- ◎降低妈妈发生乳腺癌、卵巢癌的危险
- ◎消耗妈妈体内多余的脂肪，促进体形恢复

对家庭的好处
- ◎经济：不需要购买奶粉、奶瓶和消毒器具，为家庭节省一笔不小的开支
- ◎方便：可随时哺喂母乳，不用携带配奶器具
- ◎温度适宜：母乳可以随时给孩子吃，不必担心温度过高烫伤宝宝
- ◎无污染：减少消毒奶具等麻烦，不必为乳制品质量不合格而担忧

✿ 早开奶

开奶，指妈妈第一次给宝宝喂奶，"早开奶"是保证母乳喂养成功的关键措施之一。

无论自然分娩还是剖宫产的妈妈都应在宝宝出生后一小时内尽早开始哺乳，即使乳汁很少也要让宝宝吸吮，以刺激乳汁分泌。母乳是宝宝最天然、最安全、最富营养的食物，只要坚持早开奶、多喂哺的原则，每个妈妈都会有足够的乳汁来养育宝宝。

需要注意的是，开奶之前不要给宝宝吸奶嘴，以免造成"乳头错觉"，使得宝宝对妈妈的乳头有陌生感，增加母乳喂养的难度。开奶前，妈妈也不要吃催奶食物，如猪蹄黄豆汤或鲫鱼汤等，以免引起涨奶或是乳汁淤积。

✿ 正确的含接姿势

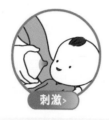
刺激

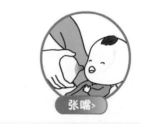
张嘴

第一步：要以母子都感到舒服为宜。宝宝的脸要面对着妈妈的乳房，鼻子正对着乳头，宝宝和妈妈的胸腹部要紧密地贴在一起。

第二步：妈妈的另一只手呈 C 形托住乳房，用乳头轻轻碰触宝宝的嘴唇，刺激宝宝的觅食反射，宝宝会将嘴巴张开。

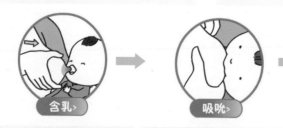
含乳　　吸吮　　离乳

第三步：很快地将宝宝靠近乳房，使宝宝含住乳头和大部分的乳晕。靠近宝宝下颚的乳晕部分首先进入宝宝的口腔。

第四步：确认宝宝是否稳固地含接住乳头及大部分乳晕。当含接姿势正确时，妈妈可以看到宝宝的下嘴唇有点往外翻，甚至能听到宝宝的吞咽声。

第五步：妈妈用手指轻按宝宝的下巴，待宝宝张开嘴后，迅速抽出乳房。

❀ 宝宝吃饱的信号

有些母乳喂养的妈妈由于看不到每次宝宝吃奶的量，会担心宝宝没有吃饱，不妨从以下几个方面进行观察和判断宝宝是否吃饱：

（1）每天吃母乳 8 次以上，每次吃完后，妈妈至少有一侧乳房已排空；

（2）宝宝吃母乳时，吸吮有节律且能听见吞咽声；

（3）宝宝每次吃完奶后 2 个小时左右没有饥饿感，可以安静地玩耍或睡觉；

（4）每天的小便至少 6 次或 6 次以上；

（5）宝宝平均每周增重 150 ~ 250 克。满月时，体重增长量达到 600 克以上。

❀ 母乳不足的信号

当宝宝出现以下情况时，表明妈妈的乳汁不足，也就是宝宝没有吃饱：

◎ 宝宝出生 3 天之后，大便颜色仍偏黑色、绿色或棕色；

◎ 宝宝吃奶时，妈妈感觉到乳头疼痛，往往是含接姿势不正确，宝宝吃不到奶；

◎ 每天喂奶次数少于 8 次，宝宝的尿量少色重，每天排尿少于 6 次；

◎ 宝宝出生 10 天后，体重没有恢复到出生时的水平；

◎ 宝宝满月时，体重增长未达到 600 克。

❀ 夜间喂奶很重要

因为催乳素在夜间相比于白天分泌得更加旺盛，所以，妈妈应坚持在夜间喂奶。通过宝宝对乳房的吸吮刺激，妈妈的乳汁更加充沛，宝宝可以吃到更多的奶，这也是促进母乳喂养成功的一项重要措施。

相比配方奶粉而言，母乳更容易消化吸收，因此，母乳喂养的宝宝通常会在夜间醒来吃奶。夜间喂奶时，妈妈应尽可能像白天一样坐起来抱着宝宝喂奶。如果躺着喂奶，则要注意乳房不要堵住宝宝的鼻孔，以免发生呼吸道堵塞的情况。喂奶之后，妈妈还是要像白天那样，竖着抱起宝宝，轻轻拍他 / 她的背部，听到打嗝声后再放下宝宝。

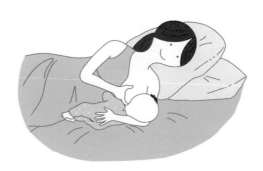

✿ 母乳喂养妈妈的成功经验

（1）宝宝饿了或者妈妈奶胀了就可以喂奶，因为母乳喂养不需要像人工喂养那样有固定的时间间隔；

（2）每天喂奶 8 次以上，每次喂奶不少于 30 分钟，夜间也要坚持；

（3）如果宝宝睡眠时间超过 3 小时，要叫醒宝宝吃奶；

（4）不要轻易给宝宝添加糖水或是母乳代用品，这样只能使母乳越来越少；

（5）哺乳妈妈要加强营养，多喝汤水，以促进乳汁分泌；

（6）保持充足的睡眠，放松心情，避免精神紧张。

✿ 新生儿期的营养补充

母乳营养均衡，富含宝宝生长发育所需的全部营养，尤其是维生素 C、E 和 B 族，是宝宝最佳的食物。如果妈妈的健康状况良好且乳汁充足，母乳喂养的足月宝宝，是不需要额外添加营养补充品的。

钙的吸收离不开维生素 D。气候温暖的季节里，如果宝宝的居家环境中可以得到充足的阳光，每周几次短暂的日光浴就可以帮助宝宝获得充足的维生素 D。如果天气寒冷，宝宝不能经常晒太阳，则需要在医生指导下补充维生素 D，以促进钙质吸收，利于宝宝骨骼生长，预防佝偻病的发生。

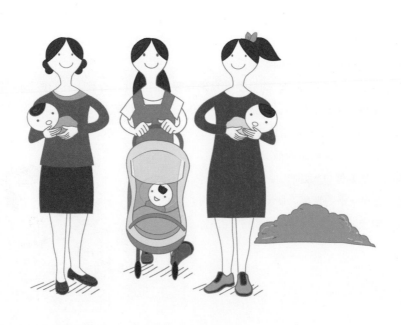

✿ 护理常识 ❀

❀ 眼睛分泌物

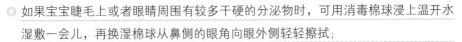

有的宝宝出生后没几天，眼睛里会出现一些黄白色的分泌物。面对宝宝出现眼屎增多的情况，妈妈可以根据以下步骤为宝宝进行护理：

◎ 每次为宝宝清除眼部分泌物之前，妈妈一定先用流动的清水洗净双手；

◎ 用生理盐水或温开水湿润消毒纱布或棉球，从鼻侧的眼角向眼外侧，轻轻清洗眼睛四周；

◎ 如果宝宝睫毛上或者眼睛周围有较多干硬的分泌物时，可用消毒棉球浸上温开水湿敷一会儿，再换湿棉球从鼻侧的眼角向眼外侧轻轻擦拭；

◎ 给宝宝擦眼睛的纱布或者棉球不可重复使用；

◎ 如果宝宝的眼睛有黄绿色的分泌物，或者眼睑出现红肿，爸爸妈妈应及时带宝宝去医院就诊。

❀ 口腔

刚出生的宝宝，口腔里常常有一定的分泌物，这是正常现象，无须进行擦拭。

宝宝的口腔黏膜薄且娇嫩，血管丰富，稍有摩擦就易破损，因此，正常新生儿并不需要做口腔护理，更不需要用纱布给宝宝擦拭口腔黏膜。但在每次喂奶后，妈妈可以用干净的纱布，轻轻为宝宝擦干净残留在口唇、嘴角以及颌下的奶渍，以保持皮肤干净清爽。

由于宝宝的口腔环境利于微生物的繁殖，容易发生鹅口疮等黏膜感染。所以，母乳喂养的妈妈要保持乳房尤其是乳头的清洁卫生。每次哺乳结束时，妈妈可以挤出几滴乳汁，涂在乳头上面，待其自然干燥，利用乳汁的抑菌作用避免感染。

如果是人工喂养的宝宝，所有接触到宝宝口腔的物品，诸如奶瓶、奶嘴以及盛奶具的容器都需要清洗、消毒后方可使用，以确保喂养用品的卫生，减少感染的发生。

❀ 脐带

宝宝的脐带残端是一个创面，也是感染的好发部位，如果处理不当，细菌会通过脐带进入血液，引起感染，危害宝宝健康。

在脐带脱落前，应注意保持宝宝的肚脐部位清洁、干燥，不要覆盖或者包扎，以免引起脐部感染；宝宝的尿布要大小适宜，确保宝宝活动时也不会摩擦到脐带根部；如果为宝宝洗澡时不慎弄湿脐带，可先用棉棒擦拭干净，再轻提起脐带并用 75% 酒精沿一个方向由里向外涂擦。

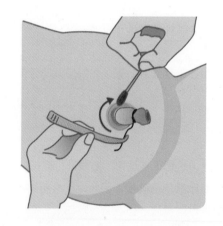

宝宝的脐带一般在出生后 1 ~ 2 周脱落。脐带脱落后，如果没有分泌物，可不必消毒。当有一点点出血或是少量无异味的分泌物时，可用 75% 酒精擦拭消毒，直到干燥为止。如果发现脐部有肉芽、脓性分泌物、红肿及臭味，应及时带宝宝到医院就诊。

❀ 指甲

新生宝宝的手和脚都很小，手指甲和脚指甲却长得特别快。出生没几天，手上的指甲就超过了指尖。由于宝宝的皮肤细嫩，所以，每隔几天就要为宝宝剪一次指甲，以免"藏污纳垢"，也免得宝宝抓挠自己的脸或者眼睛。

为宝宝修剪指甲最好的时机就是在宝宝睡觉的时候，不然，淘气的他/她可不会轻易配合。给宝宝修剪指甲时，最好选用婴儿专用的圆头指甲剪。妈妈轻轻地用拇指和食指握住宝宝的手指，将宝宝的指甲剪成圆弧形，剪完后要摸一下是否光滑，不要存有棱角，以免刚修剪过的指甲划伤宝宝细嫩的皮肤。

宝宝私处的护理

宝宝的外生殖器皮肤稚嫩，洗澡时需要格外注意动作轻柔。清洗男宝宝会阴时，先清洗大腿根部和阴茎，再把他的阴囊轻轻托起，清洗四周的皮肤，但不要推动包皮；清洗女宝宝会阴时，要由里到外，由前向后清洗，不要擦洗阴唇。清洗宝宝的会阴最好使用纱布，且要每次使用前后煮沸消毒。

✿ 胎毛

胎毛就是指宝宝出生时身上已经长出的毛发。有些宝宝身体上、脸上很少看到胎毛，但也有的宝宝在后背和额头以及耳朵上布满了黑黑的胎毛，这些胎毛无须处理，到了一定的时间就会慢慢蜕去，唯有宝宝出生时头上已经长出的胎发还会随新长出的头发一起生长。

剃刮胎毛容易损伤皮肤，引起皮肤感染，所以，宝宝第一次理发时不要使用剃刀，剪去较长的胎发即可以。很多父母喜欢将剪下来的胎发保留下来并制成胎毛笔给孩子做出生纪念。

我国有"满月剃胎发"的习俗，但并没有科学依据。因为头发的粗细、多少以及生长速度与胎毛并没有直接的关系。

✿ 胎便

胎便由宝宝吞入羊水中的沉淀物积存形成，是宝宝最早的肠道分泌产物。胎便为黑棕色或黑绿色，性状黏稠，正常新生儿多数在 12 小时内开始排出胎便，2~3 天内排完，总量约 100~200 克。

胎便当中含有较多的胆红素，尽早开始母乳喂养有助于促进宝宝肠道蠕动，排出胎便，从而减少宝宝对胎便中胆红素的再吸收，减少新生儿黄疸的发生。如果妈妈的乳汁充足，宝宝的大便会在排完胎便后转变为黄色的糊状便。如果宝宝出生 24 小时内无胎便排出，要及时告知医生，以便查明原因后进行诊治。

戏水&抚触

✿ 洗澡

在宝宝的脐带没有脱落前，宝宝要上、下身分开来洗澡，而不要将宝宝直接浸泡在浴盆中。给宝宝洗澡的顺序是先洗头洗脸，洗完上半身，再洗下半身。从医院回到家里，第一次给宝宝洗澡可不是件容易的事情，通常需要两个人才能完成给宝宝洗澡的重任。

给宝宝洗澡的时候，千万不要忽略颈部、腋窝、腹股沟等一些皮肤褶皱处，这些部位容易隐藏一些细菌，如果不及时清洗，容易发生感染。

妈妈用手臂托住宝宝的颈部和身体，力度适中，以不滑脱为宜。妈妈一手托住宝宝的头、颈及背，如同抱橄榄球的方式。

另一只手将第一块小毛巾沾湿拧干，擦拭婴儿的眼睛（由内眦到外眦），再反折另一面擦另一只眼睛。再将第二块小毛巾沾湿拧干洗脸：鼻翼→嘴角→双侧脸颊→额头，依序清洗。

妈妈用一只手的大拇指、中指分别压住宝宝的两耳以盖住宝宝双耳孔，防止洗澡水流入耳内。妈妈的另一手用清水沾湿头发，取少许浴液在手中揉搓出泡沫后涂抹于宝宝头发上，轻轻搓洗，切忌强力拉扯。以清水洗净头发后取第三块小毛巾，快速为宝宝擦干脸部和头发。

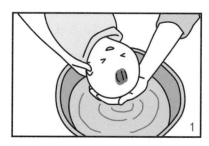

给宝宝脱去衣服，妈妈的一只手横过宝宝的肩部，固定在宝宝的腋下，另一只手抓住宝宝的双脚，轻轻放入浴盆中先让宝宝适应水温。宝宝半坐半躺，成仰卧姿势，取少许浴液搓出泡沫后涂于宝宝身上，用第四块小毛巾由前到后由上至下依次为宝宝清洗颈部、前胸、上肢、腹部、下肢、生殖器。重点清洗颈部、腋下、肘窝和腹股沟等褶皱部位。

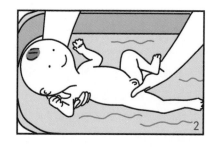

将宝宝的身体翻转过来，妈妈的一只手横过宝宝胸前，固定在宝宝的腋下，让宝宝舒适地趴在手臂上，依次清洗背部、下肢、臀部等部位。

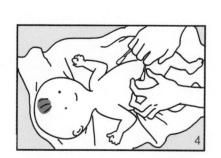

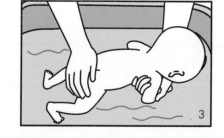

用大浴巾沾干宝宝身上的水分。随后，用消毒棉签进行脐带护理，再为宝宝换上干净的衣服和纸尿裤。

✿ 洗澡注意事项

　　宝宝的新陈代谢旺盛，大小便次数多，如不经常洗澡，汗液及排泄物蓄积在皮肤上会刺激皮肤，滋生细菌而导致皮肤感染，所以经常给宝宝洗澡是日常护理的重要工作。

◎ 洗澡时室温应保持在 26℃ ~ 28℃，水温以 38℃ ~ 41℃ 之间为宜。

◎ 夏季出汗多，可以每天都洗 1 次；冬季时每周至少要洗 3 次。

◎ 给宝宝洗澡最好在喂完奶之后的 1 ~ 2 个小时进行，这时宝宝不会吐奶，也不会觉得饿。

◎ 洗澡前，妈妈应事先准备好宝宝更换的衣服、尿布，将浴巾、毛巾被等打开铺好。

◎ 为避免烫伤宝宝，浴盆中应先放凉水，再加热水，并用手臂内侧测试水温或者用水温计测试水温。

◎ 浴盆中的水量，以水深 10 厘米为宜。

◎ 宝宝脐带未脱落前洗澡，浴后需要进行脐部消毒，消毒后注意保持干燥。

◎ 给宝宝洗澡要选择大小合适的专用浴盆以及刺激性小的婴儿专用洗发露和沐浴液。以防发生皮肤过敏或其他不适。

◎ 清洗鼻子和耳朵时，注意不要让水进入宝宝的鼻腔和耳朵。出浴后，要及时用干棉球吸净耳朵周围的水分。

◎ 抱宝宝出浴盆时要托稳，妈妈可以用一只手臂托住宝宝的头颈部，用另一只手臂紧紧托住宝宝的臀部连同大腿根部。

◎ 不要让宝宝的眼睛正对着浴霸的强光，以免伤及宝宝的眼睛。

◎ 无论任何原因，都不要让宝宝单独待在浴盆中，即使是转身的瞬间。

◎ 疫苗接种后的 24 小时之内，或者宝宝出现发热、呕吐、腹泻以及皮肤损伤等情况时，不要洗澡。

❀ 游泳

与不参加游泳训练的宝宝相比，经常游泳的宝宝能够较早地完成协调和精致的动作，智力和体格发育也得到更好的促进。通常情况下，出生时评分不少于 8 分的足月新生儿都可以参加游泳训练，但最好在决定让宝宝下水之前，听从儿科医生的意见。

❀ 游泳注意事项

◎ 游泳时间选择在喂奶后 1 ~ 2 个小时左右，避免游泳时饥饿或是吐奶；

◎ 室内温度在 26℃ ~ 27℃，水温在 35℃ ~ 37℃为宜，泳缸和水质需符合卫生要求；

◎ 每次游泳时间 10 ~ 15 分钟为宜；

◎ 新生宝宝游泳要做脐带护理，以孩感染；

◎ 选择适合宝宝颈围的泳圈，使用前进行安全检测；

◎ 将宝宝轻柔地放入泳缸，让他 / 她自由地游动，爸爸妈妈要全程监护，如果发现宝宝面色异常或有其他不适，应立即停止。

❀ 抚触

给宝宝做系统的肌肤按摩，称为抚触。抚触可以刺激宝宝的感官发育，有利于增进食物的消化、吸收和排泄，促进睡眠，对宝宝的生长发育有诸多益处；同时，抚触还可以加深亲子感情，给宝宝更多安全感。

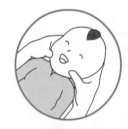

头面部按摩：宝宝仰卧，妈妈双手拇指从宝宝前额眉间上方，揉向两边的太阳穴；再从宝宝的下巴沿着脸的轮廓推至耳垂；用拇指在宝宝的嘴唇上方画一个笑容，再用同样的方法按摩宝宝的嘴唇下方。

胸腹部按摩：妈妈的双手放在宝宝两侧肋缘，右手向上滑向宝宝右肩，再复原，左手以同样方法滑至宝宝左肩；妈妈放平手掌，按顺时针方向画圈按摩宝宝腹部。

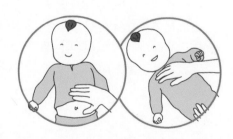

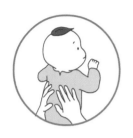

颈背部按摩：宝宝俯卧，妈妈双手平放在宝宝脊柱两侧，拇指指腹分别由中央向两侧轻轻抚摩，从颈、肩向下至尾椎按摩。（每晚睡前，妈妈还可以用手指搔揉宝宝的颈背部，用手心抚摩宝宝的背部，以助于促进宝宝睡眠。）

上肢按摩：妈妈一只手托起宝宝的胳膊，另一只手从上臂到手腕轻轻揉捏，然后用手指划小圈按摩宝宝的手腕，用拇指抚摩宝宝的手掌，让宝宝的小手张开并轻捏宝宝的手指。

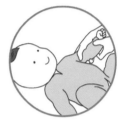

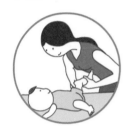

下肢按摩：妈妈一只手握住宝宝的脚后跟，另一只手拇指朝外轻轻揉捏宝宝大腿的肌肉，然后按摩宝宝的膝部、小腿至脚踝及足跟部，再轻揉宝宝的脚掌、脚面及脚趾。

❀ 抚触注意事项

　　进行抚触之前，妈妈要洗净双手，检查自己的指甲是否需要修剪，以免伤到宝宝。调节好室温后，妈妈可以将按摩油滴在手上，掌心对搓，使自己的手先暖和起来，让宝宝感觉更加舒适。给宝宝做抚触时，妈妈可以挑选一些舒缓的优美的乐曲，也可以随时与宝宝对话交流。

　　抚触的步骤一般是从宝宝的前额开始，沿着下颌——头部——胸部——腹部——双上肢——双下肢——背部——臀部的顺序依次完成。进行抚触时，妈妈要注意观察宝宝的表情，如果宝宝有哭闹或是不愉快的表情，要马上停止。

　　喂完奶 1 小时之后是较为合适的抚触时间，建议妈妈每天都坚持为宝宝做一次抚触，每次抚触的时间无须过长，10 分钟左右即可。

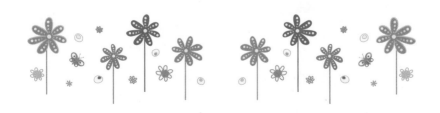

Q：为什么新生儿都有腕条？

A：在产房里，为了方便辨认与核对妈妈和宝宝信息，医护人员会给刚出生的宝宝标记上腕条和脚印。所以，从产房里抱出来的新生宝宝，手腕或脚腕上都有腕条，上面写着母亲的姓名、床号、婴儿的性别、体重、出生时间等信息。

医院规定，在出院之前，妈妈和宝宝的腕条是不可以私自拆除的。因为医院的产科每天会有不少宝宝出生，刚出生的宝宝看上去模样都差不多，从外观上很难一一辨认，有了这样明确的标记，弄错宝宝的事情就可以避免了。

Q：如何抱新生儿？

A：刚出生不久的宝宝头大身子小，身体软软的，颈部还没有力量支撑起头部的重量。所以，爸爸妈妈在抱宝宝的时候，不仅要托住小家伙的身体，还需要一同托起他/她的头，以保护宝宝的脊椎。

妈妈可以将宝宝的头放在自己一侧的臂弯里，用手腕和手护住宝宝的腰背部，此时宝宝的头颈部恰好枕着妈妈的肘窝，宝宝的屁股和腿部由妈妈的另一侧手臂托护着。这种姿势可以将宝宝抱得更贴近妈妈的身体，宝宝的安全感也会更强。

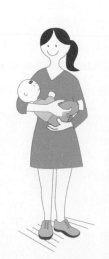

手托宝宝则是爸爸比较喜欢的一种姿势。爸爸可以用一只手托住宝宝的头颈部，用另一只手臂托住他/她的屁股和腰背部。

竖着抱刚出生的宝宝是一种相当危险的行为！因为小宝宝的颈部肌肉还未完全发育，如果抱宝宝的姿势不正确，很容易伤到宝宝。

Q：给小宝宝穿衣有什么技巧？

A：新生宝宝的皮肤细嫩，身体柔软，四肢屈曲，穿衣服时又不懂得配合，所以，新上任的爸爸妈妈给宝宝穿衣服还是需要一点技巧的。

给宝宝穿衣时，应先穿上衣，再穿裤子。妈妈先将衣服平铺在床上，让宝宝平躺在衣服上，妈妈的一只手先从袖口伸到袖子里，另一只手抓住宝宝小手递到袖子里的手中，一只袖子就穿好了。

这时候可以将宝宝身子下面的衣服整理好，准备穿另一只袖子。穿裤子时也是先将妈妈的一只手伸入裤管中，另一只手拉住宝宝的小脚，递给裤管里的手中。

给宝宝穿脱衣服时要与宝宝交流，用温柔的语言安抚宝宝，像是一场亲子游戏，这样可以转移他/她的注意力，消除他/她的抵触情绪。另外，穿脱衣服时要动作轻柔，顺着宝宝四肢弯曲的方向，慢慢地拉起小手小脚，以免伤着宝宝。

Q：如何给小宝宝裹被?

A：新生宝宝身体柔软，如果用包被将宝宝裹起来，喂奶时，就会让妈妈方便很多。此外，包被还可以为宝宝保暖，增加宝宝的安全感。因此，给宝宝准备一床包被还是非常必要的。

给小宝宝裹包被时，要将宝宝放在被子的对角线上，先将一侧被角提起来向对侧包裹，再将宝宝脚下的方被角折起来，最后将另一侧被角折起。给宝宝裹被时要松一些，以不影响宝宝的肢体活动为原则，尤其是确保两只小手要露出来，双腿在包被中可以自由活动。

新生宝宝裹被的厚薄要根据季节以及室内温度情况，不要太多太厚，只要小手小脚暖和即可。如果有汗，应先测量体温，如体温正常，则说明穿裹得太多了；如果手脚发凉，可以给宝宝多穿一件衣服，或是多加一层小毯子。

Q：需要给宝宝使用枕头吗?

A：我国传统习俗中，不少人喜欢给新生宝宝用大米、小米或者高粱米制作枕头，认为这样能让宝宝睡出好的头形。而实际上，出生3个月之内的宝宝颈部较短，头部的宽度大于肩部，颈椎弯曲

到底能不能裹"蜡烛包"?

将新生宝宝的双臂紧贴躯干，双腿拉直，手脚也一同包在小毯子里，只有小脸儿露在外面，在这个严严实实的"包裹"外面还要再用一条带子或者绳子捆绑起来，以防宝宝手脚乱动，这就是俗称的"蜡烛包"。曾经有"蜡烛包"可以防止"罗圈腿"的说法，不过，现代科学已经给出了否定的答案，因为"罗圈腿"的发生主要是由于宝宝缺维生素D。

"蜡烛包"限制了宝宝胸廓的运动，直接影响到宝宝的呼吸以及肺部和胸部的发育；固定的姿势束缚了宝宝的手脚，肌肉处于紧张状态，不利于他/她的肌肉发育；"蜡烛包"不经常打开，很容易滋生细菌，容易引发尿布疹、皮肤感染等问题。因此，最好不要把宝宝裹进"蜡烛包"。

还未形成，是不需要睡枕头的。如果宝宝穿得较多，或者所睡的床垫较软时，可以在宝宝的头下垫一条折叠的毛巾，厚度 1 厘米即可。

宝宝应在 3 个月以后再开始使用枕头。给宝宝选择枕头时，以吸湿性、透气性好，软硬适度，容易清洗为佳。

Q：要不要给宝宝戴手套？

A：许多妈妈看到宝宝的小手漫无目的地乱抓，很担心小家伙会抓到自己，于是就给宝宝戴上了手套。戴手套的做法看起来可以避免宝宝被自己抓挠，保护了宝宝的皮肤，其实，这样做实在是弊多利少。

给宝宝戴上手套，自然会束缚了宝宝的小手以及手指的自由活动，宝宝吃手、抓握的动作受到限制，对宝宝的触觉发育以及手的精细动作能力发展不利。爸爸妈妈应每天为宝宝清洗小手，经常为他 / 她修剪指甲，不必限制其双手本能地抓握东西。

如果宝宝的脸上湿疹严重，涂了药膏，暂时需要戴上小手套时，爸爸妈妈一定要将手套翻过来检查，确认里面没有脱落的线头，以免它绕在宝宝嫩小的手指上，阻碍血液循环。

Q：怎样给宝宝换尿片？

A：宝宝的尿片上只要是有"便便"，无论"大"还是"小"，都要及时更换。

换尿片的步骤：

（1）给宝宝换尿片之前，要注意室温，以免宝宝着凉；

（2）给宝宝身子下面垫一块大一点的尿布垫，以免换片布时宝宝突然"便便"，弄脏床单，令妈妈措手不及；

（3）如果是宝宝大便之后，还需要准备一个专门给宝宝洗屁屁的小盆，放上温水和小毛巾；

（4）打开尿片，妈妈用一只手抓住宝宝的两只小脚，将宝宝臀部提起约 30° 角，轻轻撤出尿片；

（5）用湿纸巾擦拭宝宝屁股上的尿液，大便之后，则需要用清水洗一下小屁屁；

（6）清洗完毕，把宝宝屁股擦干，最好在其臀部涂一层护臀霜，预防尿布疹。

Q：如何创造新生儿适宜的室内环境？

A：刚刚出生的宝宝体温调节能力差，环境温度的变化对宝宝的体温会产生影响，所以，需要为宝宝准备一个适宜的居住环境。

妈妈和宝宝居住的房间，温度应保持在 22℃ ~ 24℃，湿度维持在 50% ~ 60% 为宜，小宝宝会因环境舒适而脸色红润，手脚温暖。因为新生宝宝一天大部分的时间都在睡觉，所以，居室还要光线自然，尽量保持安静。

另外，妈妈和宝宝居住的环境应注意清洁卫生，每天打扫房间并开窗通风，以保持空气清新，避免细菌滋生。开窗通风时，妈妈和宝宝最好到其他房间，以免吹到凉风而感冒。如果需要使用空调或者电扇，风向不要直对着宝宝。

Q：新生宝宝需要晒日光浴吗？

A：晒太阳可以促进宝宝体内维生素D的合成，促进体内钙的吸收，对新生宝宝来说，进行日光浴是一件意义非凡的事情，但也需要长期坚持，才能起到良好的补钙效果。

上午9～10点，下午4点之后，是日光浴的好时机。进行日光浴时，不要隔着玻璃，也不要将宝宝裹得严严实实，一定要裸露出宝宝的皮肤，如后脑勺、后背、屁股、双手和双脚。

日光浴的时候，要注意保护宝宝的眼睛，不要让宝宝直视阳光，头及脸部尽量不要直接照射。另外，宝宝晒太阳的时间不要过长，刚开始的时候，5～10分钟即可，以后可以逐渐增加，但日光浴的时间以不超过30分钟为宜。

Q：新生宝宝不宜"接见"哪些客人？

A：家里喜添了"小家伙"，亲朋好友前来道贺，都希望能与"小家伙"见上一面。但是，新生宝宝的抵抗力很弱，极易受到病菌的侵袭。为防止宝宝感染病菌，并保证充足的休息，"符合"以下条件的客人是不适合宝宝"接见"的：

（1）患有感冒、口腔疾病、细菌性痢疾、肝炎、肺炎等疾病的人不宜接触宝宝，以免病菌传染。

（2）刚刚吸过烟以及身上带有酒气的人不宜接触宝宝，以免烟草及酒精对宝宝有不良影响。

（3）化浓妆的女性需要与宝宝保持距离，以免化妆品中的有害物质引起宝宝接触性皮炎。

（4）尽量不要让客人抱宝宝，尤其是没有洗净双手的客人。

为了新生宝宝的健康，爸爸妈妈尽量不要在家里接待过多的客人，客人们的访问时间也应限制在10分钟左右。如果他们要抱宝宝或者亲吻宝宝，最好把医生的建议拿来当挡箭牌，相信客人们一定可以理解。

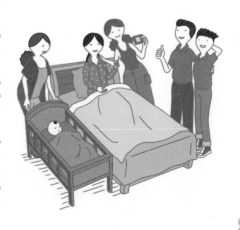

早期综合发育与潜能开发

✿ 与生俱来的反射

人类从出生开始，就具有原始的神经反射行为。这些原始的神经反射也同时反映了新生儿的机体健康以及神经系统发育状况。

觅食反射：轻轻触及宝宝的嘴唇或颊部，宝宝会张大嘴或转头寻找妈妈的乳头。

吸吮反射：当宝宝含住乳头时，立即开始吸吮动作。

吞咽反射：当宝宝嘴里充满乳汁时，会进行吞咽。

眨眼反射：当物体或气流刺激睫毛、眼皮或眼角时，宝宝会做出眨眼睛的保护动作。

抓握反射：将手指触及宝宝手心，他/她会握紧不放。

拥抱反射：也称惊跳反射，当突然改变宝宝姿势或者受到较大声音刺激时，宝宝会出现上肢、下肢伸直，手指张开，然后上肢屈曲回缩，呈拥抱状姿势。

踏步反射：用两手扶住宝宝两肋，使宝宝直立且足底放在平面上，宝宝会出现两腿协调地交替踏步或行走的动作。

✿ 语言发育

宝宝还在胎儿期的时候就能够听到妈妈的声音。

当你用一个带声响的玩具在刚出生几天的宝宝耳边轻轻摇动时，你可以发现，他/她会以转头、皱眉头、上下肢的细微动作等方式来表示听到了你的声音。宝宝比较偏爱轻柔、缓慢的声音，过强的声音刺激会惊吓到宝宝甚至是令他/她哭闹。

当妈妈与宝宝说话的时候，他/她的眼睛会追随声音来源的方向，或是扭头寻找妈妈。虽然宝宝还不能听得懂那些词汇的含义，但经常与宝宝交谈，妈妈温柔的语调和声音的节律对于宝宝的听力也是一种很好的训练。

此外，音乐可以让宝宝感到放松和安慰，很多新生宝宝听到舒缓、优美的旋律会停止哭闹。但是，给宝宝听音乐的时间不要过长，播放时的音量也不要过大。

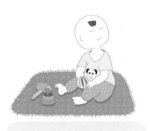

✿ 认知发育

丰富的视觉活动：

宝宝出生后就有丰富的视觉活动，且能够对光线产生眨眼、闭眼、皱眉等反应，看得清距离20厘米左右的物体，正好是相当于喂奶的时候，妈妈的脸和宝宝的脸之间的距离。由于新生宝宝的视神经尚未发育成熟，视觉结构、双眼运动不协调，当物体距离新生宝宝太近或是太远时，都只能看到模糊的影像，并不能完全看得清楚。

新生宝宝对红色或是黑白分明的图案较为敏感，图案的对比度越高，越能够吸引宝宝的注意力，所以，这类图案也可以用来训练宝宝早期的视

觉功能发育。当宝宝注视你的时候，你可以用红色或黑白相间的物体吸引着他/她的目光缓缓地水平方向移动，宝宝不仅可以慢慢地移动眼睛，还能够转动头部追随你手中物体的方向。到宝宝满月时，他/她差不多可以看得到距离在3米之内的物体了。

灵敏的味觉和嗅觉：

宝宝在出生时，味觉和嗅觉已经基本发育成熟而且有着密切的联系，几乎可以用灵敏来形容。当他/她接近妈妈的乳房时，即使不用睁开眼睛，也能嗅着乳汁的味道而找到妈妈的乳头。如果此时给小宝宝喂些糖水，他/她会欣然接受，如果给小宝宝喂药，他/她则会表现出不喜欢的神情。因为新生儿在出生后的几个小时，就已经拥有了辨别甜味和苦味的本领。

✿ 生活与交往

超强的"学习"能力：

新生宝宝是具有一定"学习"能力的，这种学习能力主要表现在天生的模仿本领。

当宝宝吃饱之后处于安静清醒的状态时，如果有人在距离宝宝20厘米左右的位置，宝宝的眼睛会注视着他的表情。如果此时宝宝对面的人慢慢地重复张嘴或者吐舌头的动作，宝宝在也会学着张开小嘴，甚至在嘴里移动自己的舌头，逐渐开始他/她的模仿动作。

妈妈可以注意观察一下宝宝的兴趣，教会宝宝噘嘴、微笑等"本领"，逐渐使宝宝的这种学习能力得到锻炼。

✿ 多和宝宝聊聊天

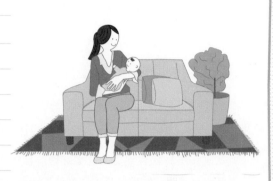

新生宝宝的心理发育也很重要，他/她需要来自爸爸妈妈的抚慰以得到安全感。所以，在让宝宝吃饱穿暖的同时，父母还需要通过对话、抚摸、表情、眼神与宝宝进行沟通，给宝宝更多的精神营养。这样不仅可以增进亲子感情，还可以促进宝宝感知能力的发展。

给宝宝喂奶时也是聊天的好机会。宝宝吃奶的时候往往中间会有歇息的时候，一段规律的吮吸之后，就会停下来一会儿，四处张望或者看着妈妈。这个时候，妈妈慈爱的目光、微笑的面庞、轻柔的抚摸、温柔的语言，都是与宝宝最好的交流。虽然宝宝还不能理解语言的含义，但这些信息将储存在他/她大脑的记忆库中，并成为良好的情绪体验，为将来的语言和行为发育打下基础。

✿ 宝宝玩具的选择

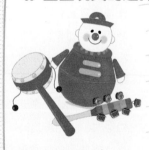

玩具陪伴宝宝的成长，在宝宝的生长发育和智力发展中发挥着非常重要的作用。这一时期的宝宝还不会坐，活动空间受限，比较适合的玩具是摇铃、八音盒、拨浪鼓、不倒翁、床铃、充气玩具等，这些对于促进宝宝听觉、视觉能力的发展很有帮助。妈妈给宝宝的玩具应尽可能色彩丰富，并且要时常更换，以给宝宝带来新鲜感和愉悦感，让躺着的宝宝也能多一番乐趣。但是，宝宝的用品、玩具除了材质需要有保障之外，还要做到安全、卫生。

由于宝宝会不自觉地将随手抓到的被子、衣服等放在嘴里，所以，妈妈要注意宝宝周围物品的安置，以免宝宝随手把东西塞到嘴里。

体检与疫苗

❀ 新生儿阿普加（Apgar）评分

在医院出生的小宝宝，医生要对他／她的健康程度进行评分，有点像人生的第一次"大考"。我国绝大多数医院采用的评分方式是"新生儿阿普加评分"，医生会以新生宝宝出生后一分钟内及五分钟两个时间点的肤色、心率、对刺激的反应、肌张力、呼吸这五项体征为依据，分别用 0、1、2 分来表示，五项总分最高为 10 分，8 ~ 10 分范围属于正常新生儿。

体征	2 分	1 分	0 分
肤色	全身皮肤粉红	躯干粉红，四肢青紫	全身青紫或苍白
心率	大于每分钟 100 次	小于每分钟 100 次	没有心率
对刺激的反应	用手指弹婴儿足底或插鼻管后，宝宝会啼哭、打喷嚏或咳嗽	只有皱眉等轻微反应	无任何反应
四肢肌张力	四肢动作活跃	四肢略屈曲	四肢松弛
呼吸	呼吸均匀、哭声响亮	呼吸缓慢而不规则或者哭声微弱	无呼吸

❀ 宝宝的第一次身体检查

宝宝出生后的 24 小时，会由所在医院的儿科医生来给宝宝进行第一次身体检查。

这次体检与阿普加评分不同，它是由新生儿科医生进行的一次从头到脚的常规检查。包括头部检查、测量头围、身长、体重，查看宝宝皮肤的颜色，检查宝宝心脏是否有杂音、呼吸是否正常、肌肉紧张程度、脐带以及生殖器官是否正常等。

大部分新生儿的第一次体检均正常，也有少数新生宝宝在体检时会发现一些异常情况，此时，宝宝可能会被转入新生儿科或上级医院进行诊治。

❀ 新生儿疾病筛查

新生儿疾病筛查一般要求在宝宝出生 72 小时后,经过充分哺乳后,采宝宝的"足跟血"进行筛查。目前新生儿疾病筛查主要包括先天性甲状腺功能低下(简称 CH)和苯丙酮尿症(简称 PKU)的筛查。

患有先天性甲状腺功能低下和苯丙酮尿症的宝宝在出生后往往没有特殊症状,一般要到 6 个月左右才逐渐表现出来。但是,这些症状一旦出现,就意味疾病已进入晚期,而此时,治疗的最佳时机已错过。如果能在出生不久就发现这类疾病并及早治疗,绝大多数患病宝宝的智力可以接近或是达到正常人的水平,并得到正常的身心发育。

❀ 听力筛查

新生宝宝听力筛查是指对新生宝宝进行的听力学检测。目标是早期发现有听力障碍的宝宝,进而有效地实现"早发现、早诊断、早干预",尽可能地减低听力障碍对宝宝语言发育和其他神经精神发育的不良影响。

新生宝宝的听力筛查一般在出院前进行。听力筛查在宝宝自然睡眠或安静状态下进行,这种测试快速且无创,一般仅用 5 ~ 10 分钟就可以完成检查。

❀ 新生儿家庭访视

妈妈和宝宝出院后,会有医务人员到新生儿家中进行家庭访视。一方面询问妈妈产后康复的情况,另一方面指导新生儿喂养、护理和疾病预防,并早期发现异常和疾病。

访视内容:家庭访视的医务人员会重点询问有关新生儿喂养、睡眠、大小便、黄疸等情况,进行体重、身长测量、体格检查以及对生长发育作出评估。

❀ 卡介苗

卡介苗接种被称为"出生第一针",可以增强宝宝对于结核病的抵抗能力,预防结核性脑膜炎等严重结核病的发生。健康的足月宝宝出生后,会在医院接种卡介苗,但对于低出生体重、早产、发热、腹泻、严重湿疹或者出生时有严重窒息或吸入性肺炎的宝宝,则需要待宝宝身体恢复后,进行补种。

卡介苗接种后,接种部位会出现红肿、脓包等接种反应,不必进行处理。

❀ 乙肝疫苗

接种乙肝疫苗可以预防乙肝病毒的感染,宝宝满月以及 6 个月时需要再各接种一次乙肝疫苗。即使妈妈是乙肝病毒携带者,只要宝宝接种乙肝疫苗,也可以阻断母婴传播。如果宝宝早产或是出生时出现窒息、呼吸困难、严重黄疸、昏迷以及先天畸形等严重病情时,不宜接种乙肝疫苗。

乙肝疫苗接种后,一般无副作用。少数宝宝有轻度发烧、不安、食欲减退的情况,但大都会在 2 ~ 3 天内自动消失。

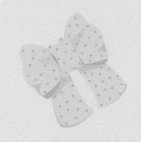

两个月宝宝

宝宝
第二个月

第 2 个月的宝宝，会经常发出"啊""哦"的声音。听，宝宝在向爸爸妈妈倾诉内心的感情呢。爸爸妈妈也可以用同样的声音回应他／她，他／她能够听出爸爸妈妈对他的爱哟。同时，要常常对宝宝微笑，宝宝也会用同样甜美的笑容面对爸爸妈妈的。

经过一个月的发育，宝宝身体器官比刚出生时成熟了许多，爸爸妈妈要经常亲切地呼唤宝宝的名字，温柔地抚摸宝宝的身体，甜美地对着宝宝微笑，这样能增进父母与宝宝之间的情感交流，促进宝宝的情商发育。

医 生 的 话

1. 刚进入第 2 个月时，体重会比出生时增加 600 克以上，每天仍然保持 14 ～ 16 个小时的睡眠。

2. 夜间要给宝宝正常的哺乳才能保证宝宝的正常发育。

3. 宝宝的哭闹并非只是因为饥饿，也许是因为身体不适或需要妈妈的爱抚。

4. 爸爸妈妈拉起宝宝的手腕，他／她可以短暂地坐起来，头可竖直约 5 秒钟。

5. 宝宝已经会发出"啊"或"哦"之类简单的声音。

6. 如果让宝宝俯卧，他／她的头可抬离床面。

7. 爸爸妈妈拿玩具逗引宝宝时，他／她有明显的反应。

8. 如果宝宝能吃能睡很少哭闹，但不能达到 2 个月宝宝发育标准时，应及时就医，以警惕异常情况的发生。

9. 不要忘记带宝宝按时进行脊髓灰质炎疫苗接种。

10. 42 天的时候，妈妈和宝宝还要一起到医院进行复查。

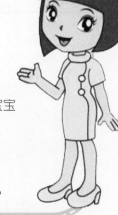

生活指南

♥ 新手爸爸妈妈要不断地学习和积累养育宝宝的知识和经验，为宝宝提供一个最佳的成长环境。

♥ 妈妈每日在宝宝吃、喝、拉、撒、睡、玩的过程中，可以循序渐进地、有意识地培养宝宝良好的生活习惯。

♥ 母乳喂养的宝宝不要含着妈妈的乳头入睡，以免妈妈的乳头发生皲裂；人工喂养的宝宝要在两顿奶之间补充水分，以防止宝宝发生便秘。

♥ 白天，父母可以与宝宝做游戏，让宝宝俯下身来做抬头练习；夜晚来临时，则应调暗灯光，陪伴宝宝安静入睡，以增强宝宝对黑夜和白昼的感知。

♥ 给宝宝穿的衣服要宽大，不要太厚，摸一下宝宝的手脚是温暖的就证明宝宝衣服的厚薄是合适的。

♥ 适宜的天气里，妈妈最好每天带宝宝进行户外活动，接受空气浴和阳光浴，让宝宝感受大自然的美妙。

♥ 宝宝的睡眠时间虽然比刚出生时少了一点，但每天累计睡眠时间仍需要14～16小时。白天宝宝醒来时，可以和他／她说话、玩耍，但时间不宜过长。

爸爸的任务

宝宝的健康成长不仅需要夫妻二人共同的辛劳，还需要更多的相互体谅。

给宝宝清洗尿布和衣物，协助妈妈给宝宝洗澡、换衣服，都是爸爸可以胜任的工作，有的爸爸还编唱了"洗尿布之歌"。将这些忙碌的育儿生活记录在宝宝的成长手册中，这都是做父亲的快乐啊。

宝宝醒着的时候，爸爸可以抱着宝宝，跟他／她面对面地说话、唱歌，通过语言和丰富夸张的表情逗宝宝笑；或者给宝宝看颜色对比较大的图画，刺激宝宝的听觉、视觉发育。如果时间不是太晚，还可以训练宝宝俯卧抬头，让宝宝追视移动的物体，练习触摸、抓握玩具，促进他／她对身边环境的感知。

宝宝42天时，爸爸别忘了陪着妈妈一同带宝宝去医院体检。周末休息时，带着妈妈和孩子一起到户外呼吸新鲜空气、晒晒太阳吧，宝宝一定特别开心。

① 发育状况

■ 宝宝的发育

☐ 会发出 "啊" 或 "哦" 之类简单的声音

☐ 如果让宝宝俯卧，他 / 她的头可短暂抬离床面

☐ 拿玩具逗引宝宝时，有明显的反应

☐ 可以追踪视野内的物体

☐ 听到熟悉的声音会有所回应

☐ 小手已经能够完全地张开

☐ 能够抓握放在手心里的物体

☐ 尝试着把手指放到嘴里

异常情况

　　2 ~ 3 月龄的宝宝，如果不能注视人脸，不能注视自己的手，应找专业医生检查诊断。

■ 不适症状

时间：＿＿＿＿＿＿＿＿＿　　月龄：＿＿＿＿＿＿＿＿＿

不适症状：＿＿＿＿＿＿＿＿＿＿＿＿＿＿＿＿＿＿＿

＿＿＿＿＿＿＿＿＿＿＿＿＿＿＿＿＿＿＿＿＿＿＿＿＿

医生建议：＿＿＿＿＿＿＿＿＿＿＿＿＿＿＿＿＿＿＿

＿＿＿＿＿＿＿＿＿＿＿＿＿＿＿＿＿＿＿＿＿＿＿＿＿

■ 请教医生的问题

问题：＿＿＿＿＿＿＿＿＿＿＿＿＿＿＿＿＿＿＿＿＿

＿＿＿＿＿＿＿＿＿＿＿＿＿＿＿＿＿＿＿＿＿＿＿＿＿

医生建议：＿＿＿＿＿＿＿＿＿＿＿＿＿＿＿＿＿＿＿

＿＿＿＿＿＿＿＿＿＿＿＿＿＿＿＿＿＿＿＿＿＿＿＿＿

问题：＿＿＿＿＿＿＿＿＿＿＿＿＿＿＿＿＿＿＿＿＿

＿＿＿＿＿＿＿＿＿＿＿＿＿＿＿＿＿＿＿＿＿＿＿＿＿

医生建议：＿＿＿＿＿＿＿＿＿＿＿＿＿＿＿＿＿＿＿

＿＿＿＿＿＿＿＿＿＿＿＿＿＿＿＿＿＿＿＿＿＿＿＿＿

❤2 喂养记录

■ 喂养方式：

　　　　□ 纯母乳喂养　　　□ 混合喂养　　　□ 人工喂养

■ 喂养具体情况：_____

　　_____

　　_____

■ 补充说明：

妈妈饮食特别记录	
添加辅食情况	
营养补充剂	
用药情况	
其他	

3 就诊记录

时间：＿＿＿＿＿＿＿＿＿＿＿＿ 身高：＿＿＿＿＿＿＿＿＿＿＿＿

体重：＿＿＿＿＿＿＿＿＿＿＿＿ 头围：＿＿＿＿＿＿＿＿＿＿＿＿

就诊原因：＿＿＿＿＿＿＿＿＿＿＿＿＿＿＿＿＿＿＿＿＿＿＿＿＿＿

＿＿＿＿＿＿＿＿＿＿＿＿＿＿＿＿＿＿＿＿＿＿＿＿＿＿＿＿＿＿＿

＿＿＿＿＿＿＿＿＿＿＿＿＿＿＿＿＿＿＿＿＿＿＿＿＿＿＿＿＿＿＿

＿＿＿＿＿＿＿＿＿＿＿＿＿＿＿＿＿＿＿＿＿＿＿＿＿＿＿＿＿＿＿

时间：＿＿＿＿＿＿＿＿＿＿＿＿ 身高：＿＿＿＿＿＿＿＿＿＿＿＿

体重：＿＿＿＿＿＿＿＿＿＿＿＿ 头围：＿＿＿＿＿＿＿＿＿＿＿＿

就诊原因：＿＿＿＿＿＿＿＿＿＿＿＿＿＿＿＿＿＿＿＿＿＿＿＿＿＿

＿＿＿＿＿＿＿＿＿＿＿＿＿＿＿＿＿＿＿＿＿＿＿＿＿＿＿＿＿＿＿

＿＿＿＿＿＿＿＿＿＿＿＿＿＿＿＿＿＿＿＿＿＿＿＿＿＿＿＿＿＿＿

＿＿＿＿＿＿＿＿＿＿＿＿＿＿＿＿＿＿＿＿＿＿＿＿＿＿＿＿＿＿＿

4 体检和疫苗

体检

宝宝 42 天体检

宝宝 42 天

检查日期：_____

医生说：_____

_____

_____

疫苗

脊髓灰质炎疫苗　第一次

接种日期：_____

温馨提示

　　母乳喂养的宝宝，应在喂完奶 2 小时后再服用糖丸，以免母乳中的抗体影响疫苗的接收效果。

5 给宝宝的话

■ 妈妈的话

■ 爸爸的话

■ 心情随笔

6 照片

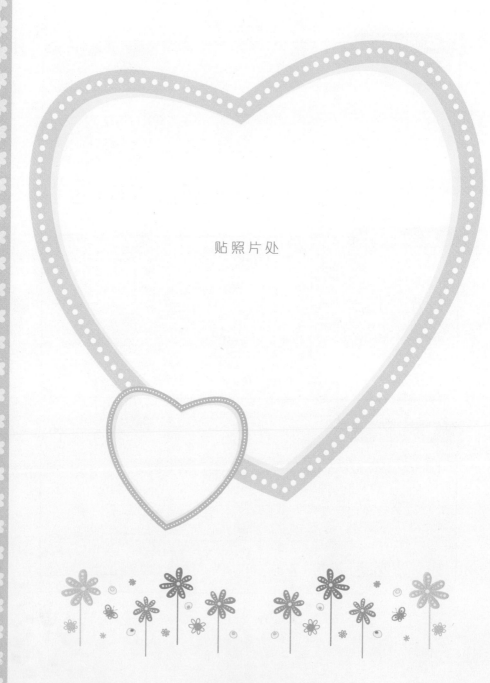

贴照片处

百科词条

满月：常常把宝宝出生足 28 天称为满月。

头围：头围是指测量时经眉弓上方突出部，绕经枕后结节一周的长度，新生宝宝出生时平均头围 34 厘米。头围与脑的发育密切相关，是监测脑部发育的一个重要指标。

抚触：抚触是指给宝宝做系统的肌肤按摩。它不仅可以刺激宝宝的感官发育，有利于增进食物的消化、吸收和排泄，促进睡眠，对宝宝的生长发育有诸多益处，同时，还可以加深亲子感情，给宝宝更多安全感。

疫苗：疫苗是用于预防传染病的自动免疫制剂。分为两类：政府免费向公民提供，公民应当依照政府的规定受种的称为第一类疫苗，如：乙肝疫苗、卡介苗等；由公民自费并且自愿受种的其他疫苗称为第二类疫苗。

便秘：便秘是婴幼儿常见的病症之一，其可分成两大类：一类属功能性便秘，经过调理可痊愈；另一类为先天性肠道畸形导致的便秘，通过一般的调理不能痊愈，须经外科手术矫治。绝大多数的婴儿便秘都是功能性的。

婴儿配方奶粉：配方奶粉是将牛乳或其他动物乳汁进行改良，以满足婴儿生长发育需要。配方奶粉缺乏母乳中的某些免疫物质，可作为宝宝在母乳不足情况下的营养替代品，但并非婴儿食物的最佳选择。

更多学习请登录快乐孕育孕妇学校
www.kuaileyunyu.com

宝宝身体指标

正常情况下,满月宝宝的体重会比出生时增加 1000 克以上,看起来似乎胖了不少。这个月的宝宝生长速度非常快。

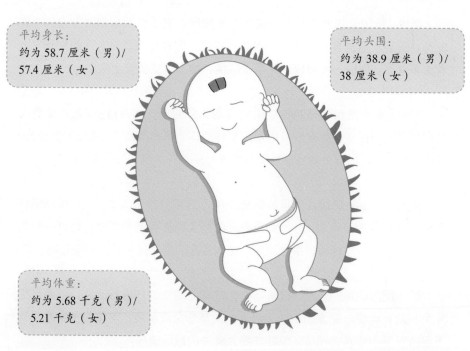

平均身长:
约为 58.7 厘米 (男) /
57.4 厘米 (女)

平均头围:
约为 38.9 厘米 (男) /
38 厘米 (女)

平均体重:
约为 5.68 千克 (男) /
5.21 千克 (女)

数据源于卫生部 2009 年《中国
7 岁以下儿童生长发育参照标准》

我的
宝宝

身长:＿＿ 厘米　体重:＿＿ 千克　头围:＿＿ 厘米

发育里程碑

视觉发育

宝宝的两只眼睛可以同时运动，可以追踪视野内的物体，看起来更加协调。当爸爸妈妈抱着宝宝时，他/她的注意力会集中在大人的眼睛或者整个面部。

语言发育

2个月的宝宝喜欢女性尤其是妈妈的声音，听到熟悉的声音会有所回应，他/她已经开始咿呀学语，可以发出"a"、"o"之类的元音。

运动发育

宝宝的小手已经能够完全地张开，并能够抓握放在手心里的物体。而且宝宝这一时段的重要发育特征就是颈部力量增强，在俯卧的姿势下，宝宝可以短暂地抬起头。

情感发育

除了啼哭之外，宝宝还懂得了用微笑来表达自己，或者用微笑回应友善的声音和表情。

❀ 坚持母乳喂养

母乳是一种神奇的食物，它所含的蛋白质、脂肪、碳水化合物等营养成分能够随着宝宝不同的生长发育阶段而改变，可以满足宝宝生长发育的所有营养需要。

随着宝宝身体和精神发育的双重需要，2个月的宝宝仿佛对母亲的乳汁眷恋有加，吃奶的要求更加频繁，饭量看起来明显增大。此时，妈妈需要坚持母乳喂养的信心，可以向一些有哺乳经验的妈妈学习母乳喂养的技巧，克服母乳喂养过程中遇到的困难，不要轻易受一些代乳品广告的影响，过早地放弃母乳喂养。

为了让宝宝吃到足够的乳汁，妈妈的日常饮食仍需要补充丰富的蛋白质，多喝汤汁、多吃水果，同时，保持心情愉悦。所以，切不可过早采取节食减肥措施。

❀ 纯母乳喂养到什么时候

研究表明，在宝宝生命最初的6个月，纯母乳喂养是最佳的喂养方式。即使在宝宝6个月之后，母乳仍然可以满足其部分营养需求，但是从第6个月开始，妈妈需要为宝宝添加辅助食品，以满足他/她生长发育的营养需要。

6个月之内，采取纯母乳喂养的宝宝，不仅可以获得最佳的营养，也会获得来自母乳的更多免疫力。所以，与人工喂养的宝宝相比，母乳喂养的宝宝较少生病。添加辅食之后的宝宝仍需要喝奶，这时，母乳的营养还是优于任何的配方奶粉。世界卫生组织和联合国儿童基金会向全球母亲发出倡议：母乳喂养最好至宝宝两岁或两岁以上。所以，妈妈不仅要坚持6个月纯母乳喂养，还可以喂到宝宝两岁或两岁以上。

❀ 按需喂哺并非一哭就喂

宝宝一出生，就有了各种各样的需求。对于还不会说话的小婴儿来说，哭是表达各种需要的一种特殊方式。

有的妈妈认为按需喂哺就是只要宝宝哭了，就是宝宝饿了，需要赶紧喂奶。其实，宝宝啼哭的原因有很多，饥饿只是宝宝啼哭的原因之一。除了宝宝饿的时候会哭，当尿布湿了、需要爱抚、受到惊吓、困了或是不舒服的时候，宝宝都会以哭的方式进行沟通和表达。所以，妈妈在日常护理中，要细心观察宝宝，找到啼哭的真正原因，逐渐熟悉宝宝哭声所表达的含义，而不是宝宝一哭就喂奶。

❀ 纯母乳喂养的宝宝无须喂水

人工喂养时，由于配方奶粉当中的蛋白质、矿物质等营养成分不像母乳那样容易消化吸收，宝宝的肾脏需要更多的水分才能够帮助这些成分的代谢。所以，两次喂奶之间要给宝宝补充水分。

纯母乳喂养的宝宝则不然。因为母乳中的各种营养成分非常适合宝宝的消化吸收，并不需要更多的水分来帮助代谢，况且母乳中含有超过 80% 的水分。如果是炎热的夏季，妈妈"生产"的母乳还会自动调节乳汁中的水分，以满足宝宝对水的需要。

对于 2 个月大的宝宝来说，他 / 她的胃容量还很小，如果给宝宝喂水，他 / 她的胃就会产生饱胀感，从而减少对妈妈乳汁的需要量。长期这样，宝宝获得的营养就会减少，对健康当然不利。

❀ 纠正乳头错觉

宝宝过早地使用橡皮奶嘴，会发生拒绝吃母乳的现象，这就是常说的"乳头错觉"。纠正宝宝的"乳头错觉"，妈妈和宝宝的亲密接触必不可少，还需要做到：

(1) 妈妈要对母乳喂养有足够的信心和耐心；

(2) 不要等到宝宝非常饥饿的时候再喂奶，喂奶前可先挤一点母乳到宝宝嘴边，吸引宝宝尝试着吸吮乳头，只要宝宝有兴趣，就应尽量让宝宝多吸吮；

(3) 按需哺乳，当宝宝饿了的时候，先让他 / 她吸吮妈妈的乳汁，尽量采用不同的姿势迎合宝宝含接乳头；

(4) 妈妈可以使用吸奶器将乳汁挤出来，用小杯子喂给宝宝；

(5) 减少或避免继续使用橡皮奶头或安慰奶嘴。

❀ 不要让宝宝含着乳头入睡

有的妈妈看到宝宝吃完奶之后睡得很香，担心此时拉出乳头会惊醒宝宝，就不舍得打搅。时间一长，宝宝离开妈妈的乳头就不能够安睡，这可不是个好的习惯。

含着乳头睡觉对宝宝的生长发育没有好处，一方面会影响宝宝牙齿的正常发育；另一方面妈妈的乳头还可能会堵住宝宝的口鼻，有发生窒息的危险。所以，在宝宝吃饱之后，妈妈不要再让宝宝含着乳头。如果此时宝宝已经睡着，可以轻轻按压一下宝宝的下颚，宝宝会很自然地松开乳头。

对于那些已经养成含着乳头睡觉习惯的宝宝，妈妈可以将喂奶时间稍稍提前一点，睡觉前轻轻抚摸宝宝的头发、脸颊，或是轻拍他 / 她的后背，以分散宝宝对妈妈乳头的注意力，慢慢适应新的入眠方式。

❀ 溢奶

宝宝的胃与成人的胃不同，容量小且呈水平位，像一个浅浅的盘子。宝宝吃奶时容易吸入空气，吃完奶之后胃里面的气体排出时，奶水也会跟着流出来。所以，当喂奶的姿势不当或者宝宝吃得过多时，很容易发生溢奶的现象。

溢奶的量通常较少，宝宝吐出的奶量只有一口或是几口，大多在刚吃完奶不久时发生。不必担心溢奶对宝宝的健康有什么影响。随着宝宝月龄增大，胃部逐渐发育成熟，溢奶的现象也会慢慢消失。

❀ 吐奶

如果宝宝吃完奶之后，吐出的奶量较多，应引起爸爸妈妈的注意。因为有的宝宝属于非疾病性的吐奶，也有的宝宝则属于疾病性的吐奶。

当宝宝吃完奶之后有哭闹表现、吐奶前表情痛苦、呕吐较为强烈，甚至呈喷射状或呕吐物中有黄绿色的胆汁时，妈妈应及时带宝宝到医院进行检查和诊治，以排除疾病的可能。

给经常吐奶的宝宝喂奶的姿势需要格外注意。妈妈不要让宝宝以仰卧的姿势吃奶，最好让他 / 她的身体呈 45 度倾斜。喂完奶之后，要将宝宝竖着抱起来，轻轻地拍拍后背，当听到打嗝的声音之后，再把宝宝放回床上，这样做可以减少吐奶的发生。

护理问答

Q：如何避免宝宝发生窒息？

A：窒息是3个月以内的宝宝最容易遇到的紧急状况之一，往往是由于爸爸妈妈的无心之过而酿成的后果。所以，提前了解和预防窒息的发生对于新手爸妈来说非常重要。

◎ 给宝宝喂奶，尤其是夜间喂奶时，要注意乳房不要挡住宝宝的鼻子，以免造成窒息。

◎ 人工喂养时，奶嘴上的孔不要太大，以免奶水流速过快而呛到宝宝；给宝宝喂完奶，要拍完嗝后，再将宝宝放在床上侧卧，以免溢奶时奶水误吸入气管而造成窒息。

◎ 不要在宝宝哭闹时给宝宝喂水、喂奶或喂药，以免呛到宝宝而造成窒息。

◎ 不要搂着宝宝一同入睡，以防大人入睡后，不小心翻身压到他/她而造成危险。

◎ 宝宝睡觉时，不要保持俯卧睡姿，以免枕头、被子堵住他/她的口鼻而发生呼吸困难。

◎ 不要在婴儿床里放置枕巾、毛绒玩具等杂物，以免盖在宝宝脸上造成危险。

◎ 冬季外出时不要将宝宝捂得太严太紧，以免其因缺氧而发生窒息。

◎ 当宝宝患呼吸道疾病时，爸爸妈妈要时刻注意，以免其因分泌物增多而发生窒息。

Q：要不要剃"满月头"？

A：我国民间有给宝宝剃"满月头"的习俗，有的人认为在宝宝满月时，剔除胎毛，可以有助于宝宝头发的生长。其实，这种说法并没有科学依据，因为头发的粗细、多少以及生长速度与胎毛并没有直接的关系。

宝宝满月时，胎发会脱落一些，也会有新的头发长出来，但头皮依然娇嫩。该不该给宝宝理发，不应根据出生的时间决定，而应根据宝宝头发的长短。

如果宝宝的头发稀薄，且逢寒冷的冬天季节，妈妈没有必要急于为宝宝理发，给宝宝做好日常的头发洗护就可以；如果是炎热的夏季，为了防止宝宝生痱子，可以给宝宝理发，但需要格外小心，应避免损伤皮肤而引起皮肤感染。如果爸爸妈妈没有理发的经验，给宝宝第一次理发时，最好到理发店选择一位有经验的理发师。给宝宝理发的工具要经过严格的消毒，理发时不要使用剃刀，只是剪去较长的胎发就可以了。

Q: 宝宝的"便便"怎样是正常的?

A: 宝宝的大小便,像是宝宝健康的"晴雨表",反映了其每日所吃的食物以及消化功能的状况,与宝宝的健康生长发育有着很紧密的关系。细心的爸爸妈妈可以通过观察宝宝大小便的次数、颜色、形状和气味,来了解小家伙的身体健康"讯息"。

1~2个月的宝宝,不同的喂养方式,大便性状也不同。母乳喂养的宝宝排便不费什么力气,每天排便3次或者3天排便1次都属正常,大便呈金黄色软便,有点酸味。

人工喂养的宝宝大便呈淡黄色或土灰色,硬膏状,略带臭味,每天大便1~2次,或是隔天一次大便。如果宝宝3~4天才大便一次,且排便时很费劲的样子,排出的大便呈粗条状或是颗粒状,这时宝宝就是发生便秘了。

1~2个月宝宝的小便通常是淡黄色,尿量与次数的多少,与宝宝吃奶或是饮水量有关,只要颜色不深,不浑浊,都属于正常。

Q: 第2个月的宝宝睡眠有什么规律?

A: 满月的宝宝"睡意"仍然很浓,睡眠时间虽比出生第1个月少了一点,但每天睡眠的累计时间仍需要14~16个小时。基本上还是吃饱了就睡,睡醒了就吃的状态。当宝宝白天醒来时,妈妈可以与他/她说话、唱歌、玩耍,但时间不宜过长。宝宝一般白天会睡2~3觉,每次2~3个小时。晚上能多睡一会儿,大约3~4个小时醒来一次,醒来吃完奶后还会再接着做自己的美梦。

当然,并不是所有宝宝的睡眠都有这样的规律。这个时期的宝宝,只要精神好,食欲好,体重合理增长,都属于健康的状态。

为了帮助宝宝养成良好的作息习惯,夜间入睡时,爸爸妈妈应尽量将灯光调暗,让宝宝对夜晚白昼有所感受。

如何塑造好看的头形?

由于新生宝宝的颅骨具有一定的可塑性,所以,他/她的睡觉姿势对头型的塑造有着决定性的作用。

刚满月的小家伙还不会自己翻身,只能平躺着睡觉。但是,有的小宝宝由于睡觉时总将头偏向一侧,就形成了"偏头",也有的小宝宝由于总是平卧而将后脑勺睡得扁平。这时,可以采取变换妈妈或者宝宝睡觉的位置,以及采取俯卧、仰卧、侧卧相结合的方法,还可以在宝宝的头下适当的位置垫上一些松软的棉絮,帮助宝宝通过睡眠姿势的改变,慢慢塑造出好看的头形。

孕妇学校·教材·网络孕校·移动应用 全方位服务

Q：怎样正确为宝宝测量体温？

A：给宝宝测量体温，不要在宝宝刚吃完奶或是活动、哭闹之后进行，最好选择早晨起床或是晚上睡觉之前的时间。腋下测温和颈部测温是比较常用的方法，测量体温之前，需将体温表的汞柱甩到 35℃ 以下。

腋下测温 把体温表水银端放在宝宝腋窝中央，然后扶住宝宝的手臂挟紧体温表，持续 5 分钟。正常腋下测温参考值为 36℃ ~ 37℃。

颈部测温 将体温表水银端横放于宝宝颈部皮肤皱褶处，妈妈用手轻扶宝宝的头部，以固定体温表，持续 5 ~ 10 分钟。正常颈部测温参考值为 36℃ ~ 36.5℃ 之间。

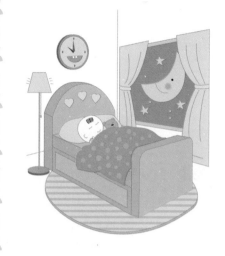

Q：如何给宝宝创造睡眠环境？

A：睡眠质量的好坏，与环境因素有着密不可分的关系。除了噪音、潮湿、干燥、高温、寒冷等会对宝宝的睡眠质量存在较大的影响之外，光线也是非常重要的因素。

在夜间，光线较暗的环境比较容易入睡；如果夜间睡眠环境有灯光照射，容易使人产生"光压力"，而造成入睡困难。宝宝虽小，对于睡眠环境的要求也是如此。所以，当宝宝进入睡眠时，爸爸妈妈不要继续开着照明灯，应及时熄灯或是将灯光调暗。

为了方便在夜间照顾宝宝，爸爸妈妈可以在卧室里安装一盏小灯，这样就不会影响到宝宝的睡眠了。

Q：可以带宝宝到室外吗？

A：除非特别寒冷，或是遇到雨、雪、大风天气，爸爸妈妈其实可以每天抱着宝宝到室外，去呼吸新鲜空气，晒晒太阳，享受大自然赋予我们的绿树和阳光。每天只要短短的十几分钟，不仅可以提高宝宝对气温变化的适应能力，还可以增强宝宝对疾病的抵抗能力。

带宝宝到室外活动时，应尽量暴露出宝宝的头部、面部以及手臂，室外活动的时间长短应根据气候以及宝宝的月龄、身体的健康状况来决定。对于 2 个月大的宝宝来说，可以从 10 分钟开始，如果宝宝可以接受，可以再适当地延长时间。夏季日照强烈，不宜让阳光直接照射到宝宝身上；冬天进行室外活动时，注意不要让宝宝受凉感冒。

早期综合发育与潜能开发

早期综合发育

❀ 运动发育

宝宝颈部力量增强：

满月宝宝的骨骼发育迅速，肌肉也慢慢开始发育，手脚明显伸展了许多。他/她的小腿从刚出生时的屈曲状态已经可以伸直，小家伙还在尝试着把自己的手指放到嘴里。虽然，宝宝颈部的力量较出生时增强了不少，可以短暂地抬头或者转头，"挣扎"着四处张望，但是，爸爸妈妈竖着抱起宝宝的时候，依然需要托住宝宝的头和颈部，以给他/她一些支撑的力量。

❀ 语言发育

宝宝开始会交流：

每个宝宝的语言发育情况不尽相同，但都是从"咿咿呀呀"开始的。2个月的宝宝非常喜欢女性温柔的声音，因为当这温柔的声音传来时，后面往往会有妈妈温暖的怀抱、熟悉的味道以及甘甜的乳汁，这些都会渐渐成为宝宝记忆中妈妈的符号。

当爸爸妈妈与宝宝说话或是唱歌时，宝宝也会张开小嘴模仿。虽然，2个月大的宝宝只能发出"啊"或"哦"之类的声音，但这是宝宝在用自己最纯挚的语言与爸爸妈妈进行语言对话。有时，宝宝说一会儿话，还会再附加一个微笑的表情，以表达愉快的心情。

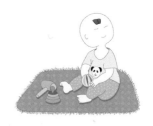

✿ 认知发育

宝宝能够认出熟悉的面容：

　　2个月的宝宝大脑视觉皮质进一步得到发育。观察人的面容是宝宝的天性，开始的时候宝宝对任何人的面容的反应是相同的，然后渐渐地他／她会对抚育他／她的人的面容有所偏爱。2个月的时候，宝宝看到妈妈的面容会长时间地注视，并露出甜甜的微笑。这与见到陌生人的面容时的反应是不同的。爸爸妈妈应该经常用慈爱的目光俯视宝宝，用甜美的笑容面对宝宝。

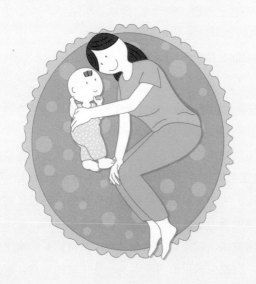

✿ 生活与交往

宝宝的依恋情感：

　　2个月的宝宝对爸爸妈妈有强烈的信任和安全的依恋情感。宝宝会通过不同的哭声来与爸爸妈妈交流，饿了、困了、排便了、想要抱了等等。爸爸妈妈应该学会辨认宝宝的哭声，在宝宝需要时抱一抱宝宝，以示关怀和鼓励，不必非得宝宝哭时才抱他／她。爸爸妈妈也要多与宝宝进行情感交流，用亲切的语调与宝宝说话，对宝宝唱唱欢快轻柔的歌曲。

✿ 宝宝的训练

语言训练

除了视觉和听觉训练之外，爸爸妈妈与宝宝的语言交流也非常重要。虽然 2 月龄的宝宝还不会说话，但他 / 她对外界的声音，尤其是爸爸妈妈或是看护人说话的声音却表现得非常敏感，这时经常与宝宝说话，是刺激宝宝语言能力发展的好时机。比如，要洗澡的时候，对宝宝说："宝宝，我们要洗澡了"；要喂奶的时候，对宝宝说："宝宝，我们要吃饭了"；夜晚入睡的时候，对宝宝说："宝宝，我们要睡觉了"。

爸爸妈妈与宝宝说话时，要尽量使用温柔的、夸奖的语言，注意语速不要太快，同时注意丰富的面部表情，以吸引宝宝的注意力，增强宝宝的理解力，逐渐将日常生活的动作与这些语言所表达的含义对应起来。

为了开阔宝宝的视野，促进宝宝的视力发育，爸爸妈妈可以经常为宝宝进行视觉训练。2 个月大的宝宝，仍然对眼前大约 30 厘米以内的物体感兴趣。如果爸爸妈妈手里拿着玩具逗引宝宝，或是在宝宝的一侧床头挂上颜色鲜亮并可以发声的玩具，一定会吸引他 / 她的注意力。

视觉训练

白天的时候，可以将宝宝竖着抱起来，给他 / 她"讲解"周围的环境或是让宝宝照一下镜子，认识一下自己的脸，帮助他 / 她感受和认识不同的事物。宝宝进行视觉训练时需要注意时间不宜过长，训练宝宝的物品应经常变换摆放位置，以防止宝宝的眼睛发生斜视。

听觉训练

一些带声响的玩具，如拨浪鼓、哗铃棒等，不仅是宝宝喜欢的小玩具，也是爸爸妈妈给宝宝进行听觉训练的好教具。

爸爸妈妈可以将这些小玩具在宝宝的眼前、两侧及背后摇动并发出声响，或是叫着宝宝的名字，吸引宝宝随着声音传来的方向扭头、追视。经过这些训练，宝宝可以慢慢地辨别出玩具的声音以及来自家人的呼唤。给宝宝做听力训练时，声音一定要柔和悦耳，音乐的旋律和节奏也要经常变换，以帮助宝宝在游戏中获得更多的愉悦感受。需要注意的是，应避免大声的叫嚷以及一些突发的响声，以免宝宝受到惊吓。

抬头训练

宝宝出生 2 周之后，就可以逐渐开始进行抬头训练，使颈部肌肉得到适当的练习。对于 2 个月大的宝宝来说，他 / 她已经能够稍稍地抬起头。由于宝宝日常大多处于仰卧的姿势，视觉范围是自下而上的，而当宝宝进行抬头训练时，身体处于俯卧姿势，有助于扩大宝宝的视野，为日后抬头、翻身、坐、爬等训练做好准备。

如果在两次喂奶之间的时候，宝宝醒着，就可以先给小家伙换一下尿布，然后把他 / 她翻成俯卧的姿势，进行抬头训练了。抬头训练的准备姿势是将宝宝的两臂屈曲于胸前或者放在身体两侧，头偏向一边。训练过程中，爸爸妈妈在宝宝的前方，手里拿上色彩鲜艳且有响声的玩具逗引宝宝抬头，宝宝则会追寻玩具的声音抬起头，扬起下巴，眼睛也会注视到爸爸妈妈或者玩具。

2 个月大的宝宝进行抬头训练时，每天以 2 ~ 3 次，每次以 5 ~ 10 分钟为宜。需要注意的是，不要在宝宝刚刚吃完奶之后进行抬头训练，以免发生溢乳的情况。为了防止发生意外，当宝宝处于俯卧姿势时，爸爸妈妈一定不可以离开，哪怕只是暂时的一会儿。

如果爸爸妈妈将自己的一根手指或者玩具放在宝宝手心，宝宝会有本能的反应去抓握。抓握游戏非常适合 2 个月大的宝宝，通过握紧练习，可以促进宝宝触觉以及手指功能的发育，为日后的精细动作协调打下良好的基础。

抓握训练

与 2 个月大的宝宝做抓握游戏时，爸爸妈妈会发现，只要轻轻抚摸他 / 她的手背，宝宝握着拳的小手就会张开。这时，可以拿手指或者一个玩具放进宝宝的手心，他 / 她就会抓住不放。如果帮助宝宝摇动手中的玩具，小家伙会好奇地凝视，有时还会回应妈妈一个甜美的微笑。

妈妈在与宝宝做抓握游戏之前，一定要先洗净自己的双手。宝宝抓握的玩具，要确保材质无毒且经过清洗消毒。这样，即使宝宝把玩具放在嘴边你也无须担心了。

体检与疫苗

✿ 宝宝 42 天体检

妈妈和宝宝出院时，医生会叮嘱在宝宝 42 天左右时，应到医院进行健康体检。妈妈带宝宝到医院体检时，要按照要求准备好宝宝的出生医学证明以及父母的身份证件等。

宝宝的 42 天体检检查项目包括体重、身高、头围、胸围的测量以及婴儿智能发育的评价等。医生会询问妈妈一些关于宝宝的喂养、睡眠、大小便以及预防接种的情况，并对宝宝进行体格检查和生长发育评估，同时为宝宝建立《儿童保健手册》。如果平日里妈妈记下了一些需要询问医务人员的育儿问题，可以在这次检查时一并向医生请教。

体检结束时，医生会向妈妈反馈宝宝生长发育的达标情况。对于体重增长不足的宝宝，医生会给出一些喂养方式的建议；对于智能发育迟缓的宝宝，医生则会要求家长及时采取相应的干预措施。

42 天体检并非一定要在宝宝第 42 天时进行，如果遇到节假日或是特殊情况，推迟几天也可以。

✿ 首次接种脊髓灰质炎疫苗

2 月龄的宝宝，如果没有异常的情况下，已经接种过一针卡介苗和两针乙肝疫苗了（出生时、满月时各一针），本月里，宝宝还需要首次接种脊髓灰质炎疫苗。这种疫苗可以预防宝宝感染脊髓灰质炎，即我们通常所说的小儿麻痹症。

目前，我国采用的脊髓灰质炎疫苗多为减少毒性的活疫苗糖丸剂型，因为温度高会影响疫苗的活性效果，所以，口服糖丸时不要用热水或其他饮料送服，最好为宝宝用凉开水溶化后服用。母乳喂养的宝宝，应在喂完奶 2 小时后再服用糖丸，以免母乳中的抗体影响疫苗的接种效果。

脊髓灰质炎疫苗的不良反应较小，仅有个别宝宝会出现腹泻、发热等现象，但很快可以自行痊愈。如果宝宝有高烧或者患有传染病、慢性病等特殊情况，则暂时不适合接种该疫苗。

三个月
宝宝

宝宝是不是越长越壮实，越长越漂亮了？爸爸妈妈是不是也越来越爱他/她了？看着宝宝与你对脸，并时不时地露出微笑，是不是一切照顾宝宝的辛苦与劳累都会抛到九霄云外？

3个月的宝宝能够辨认出自己的妈妈，身体器官发育初步稳定，宝宝开始有了自己的性格，对外界的任何事物都很感兴趣，宝宝高兴的时候，不只是微笑，还会手舞足蹈。爸爸妈妈们看着宝宝高兴的样子一定会倍感幸福呢！

医生的话

1. 3个月的宝宝生长发育迅速，俯卧时可以抬头90°，竖着抱宝宝的时候，他/她的头稳定。

2. 宝宝能够辨认出自己的妈妈，见人会笑，模样很是可爱。

3. 这一阶段的宝宝，白天玩的时间逐渐延长，晚上睡觉的时间也已经相对固定，生活更有规律，且基本适应了外界的环境。

4. 宝宝1～3个月是湿疹等皮肤问题的高发时期，应重视日常生活的各项护理。

5. 宝宝的贴身衣被应选用纯棉织物。

6. 洗脸洗澡时，要用温水且避免使用肥皂或刺激性洗护用品。

7. 母乳喂养的妈妈喂奶前要洗净双手、擦净乳头。

8. 人工喂养的妈妈应注意宝宝的奶瓶等喂养用品每次使用前都要煮沸消毒，以防止鹅口疮的发生。

9. 按照婴儿健康管理要求，第3个月的宝宝应到社区卫生服务中心或所在地区的卫生院进行健康检查。

10. 本月要接种第二次脊灰疫苗和注射第一针百白破三联疫苗。注射百白破三联针后，大部分宝宝有轻度的发热反应，1～2天体温即可恢复正常。

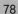

生活指南

- ♥ 宝宝在这一时期好像突然胃口大开，食量明显增加，妈妈应坚持母乳喂养并让宝宝多吸吮乳汁。

- ♥ 母乳喂养的妈妈要注意日常饮食的营养均衡，保持愉悦的心情，以保证乳汁充足。

- ♥ 爸爸妈妈可以利用哗铃棒、带响的彩球等形状和颜色各异的玩具，逗引宝宝进行抓握练习，训练宝宝抬头、挺胸、翻身、拉坐。

- ♥ 爸爸妈妈还要经常对宝宝说话、唱歌、讲故事，引导宝宝发音，充分利用各种机会，进行宝宝早期综合能力的开发。

- ♥ 每天给宝宝洗个澡，为了防止感冒，房间温度应在 26℃ ~ 28℃，水温在 38℃ ~ 41℃之间。要注意宝宝腋窝、颈下等皮肤褶皱处的清洗。

- ♥ 这个阶段的宝宝可以开始使用枕头，但枕头过高过低都会影响宝宝的生长发育，一般选择 3 ~ 4 厘米的高度即可。

- ♥ 3 个月宝宝开始学翻身，因此要特别注意宝宝的安全保护，不要让宝宝独处，以防止发生坠床等危险。

爸爸的任务

宝宝 3 个月时处于心理发育的关键期，具备较好的记忆能力，此时的宝宝已经能够辨认出妈妈。爸爸还得花费一点时间与宝宝增加密切的接触。爸爸可以通过与宝宝说话，陪伴宝宝玩耍的方法，尽快让宝宝熟悉父亲的声音和父亲的爱意。这样，才能更快赢得宝宝的信任，加强爸爸在宝宝记忆中的印迹，与妈妈一同成为宝宝眼中的"可以信赖的人"。

养育宝宝的过程中，难免遇到一些问题或是不同意见，夫妻之间要互相支持、彼此体谅，因为和谐的家庭是需要用心经营和维护的。母乳喂养的妈妈非常辛苦，喂奶时，爸爸可以打打下手，给妈妈在腰部垫个枕头，或是递上一块小毛巾。周末休息的时候，爸爸可以带妈妈和宝宝到户外走走看看，这不仅会对宝宝的身心发育起到良好的促进作用，还有助于增进夫妻感情，融洽家庭氛围。

1 发育状况

■ 宝宝的发育

□ 眼睛可以跟踪鲜艳物体转动

□ 在听到说话声或者玩具声时可以把头转向声源

□ 宝宝趴着时，可以用肘部支撑抬起头和胸部

□ 在距离 3 ~ 5 米远的位置呼唤宝宝，他 / 她可以对着你微笑

□ 双手可以接触在一起

□ 头竖直时间延长

□ 已经在练习或者是学会翻身了

□ 躺着时能从仰卧位自动翻转到侧卧位

异常情况

◎ 面对面逗宝宝，宝宝还是不会笑

◎ 不能抬头 45° 以上

◎ 不会"咿咿呀呀"发声

◎ 宝宝仰卧位时，头和眼睛不能水平追视移动的玩具

   如果 3 月龄的宝宝发现以上情况，需要找专业医生检查。

■ 不适症状

时间：＿＿＿＿＿＿＿＿＿＿ 月龄：＿＿＿＿＿＿＿＿＿＿

不适症状：＿＿＿＿＿＿＿＿＿＿＿＿＿＿＿＿＿

＿＿＿＿＿＿＿＿＿＿＿＿＿＿＿＿＿＿＿＿＿

医生建议：＿＿＿＿＿＿＿＿＿＿＿＿＿＿＿＿＿

＿＿＿＿＿＿＿＿＿＿＿＿＿＿＿＿＿＿＿＿＿

■ 请教医生的问题

问题：＿＿＿＿＿＿＿＿＿＿＿＿＿＿＿＿＿＿

＿＿＿＿＿＿＿＿＿＿＿＿＿＿＿＿＿＿＿＿＿

医生建议：＿＿＿＿＿＿＿＿＿＿＿＿＿＿＿＿＿

＿＿＿＿＿＿＿＿＿＿＿＿＿＿＿＿＿＿＿＿＿

问题：＿＿＿＿＿＿＿＿＿＿＿＿＿＿＿＿＿＿

＿＿＿＿＿＿＿＿＿＿＿＿＿＿＿＿＿＿＿＿＿

医生建议：＿＿＿＿＿＿＿＿＿＿＿＿＿＿＿＿＿

＿＿＿＿＿＿＿＿＿＿＿＿＿＿＿＿＿＿＿＿＿

❤2 喂养记录

■ 喂养方式：

　　□ 纯母乳喂养　　□ 混合喂养　　□ 人工喂养

■ 喂养具体情况：_____

_____

_____

■ 补充说明：

妈妈饮食特别记录	
添加辅食情况	
营养补充剂	
用药情况	
其他	

❤3 就诊记录

时间：_____   身高：_____

体重：_____   头围：_____

就诊原因：_____

_____

_____

_____

时间：_____   身高：_____

体重：_____   头围：_____

就诊原因：_____

_____

_____

_____

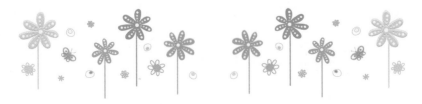

❤4 体检和疫苗

体检

宝宝的体检

宝宝 3 月龄

检查日期：＿＿＿＿＿＿＿＿＿＿

医生说：＿＿＿＿＿＿＿＿＿＿＿＿＿＿＿＿＿＿

＿＿＿＿＿＿＿＿＿＿＿＿＿＿＿＿＿＿＿＿＿＿＿

＿＿＿＿＿＿＿＿＿＿＿＿＿＿＿＿＿＿＿＿＿＿＿

疫苗一

脊髓灰质炎疫苗　第二次

接种日期：＿＿＿＿＿＿＿＿

疫苗二

百白破三联疫苗　第一针

接种日期：＿＿＿＿＿＿＿＿

温馨提示

　　给宝宝接种疫苗后不要马上离开，建议在接种机构观察半小时。如果宝宝出现寒战、发热等不良反应，可及时向医生反映。

5 给宝宝的话

■ 妈妈的话

■ 爸爸的话

■ 心情随笔

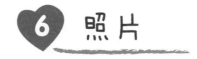

6 照片

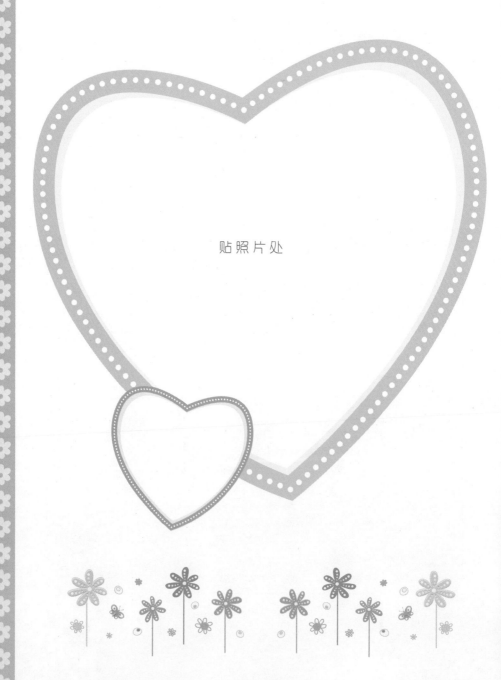

贴照片处

百科词条

发育里程碑：里程碑是指路边的里程标志，通常也用来比喻历史发展过程中的标志性大事。发育里程碑是指宝宝在每个阶段成长的标志性现象，诸如在运动、语言、情感、认知等方面的发育特点。

痱子：宝宝头面部、颈胸部及背部皮肤的表面出现针尖大小、红色的密密麻麻的疹子，医学上称为"痱子"。它是小儿夏季最为常见的皮肤病，常因包裹过热、不通风等原因引起，严重时会影响宝宝的食欲、睡眠，甚至是全身健康。

念珠菌病：念珠菌病是由数种念珠菌引起的疾病，最常引起人类疾病的念珠菌是白色念珠菌。其中的皮肤黏膜型好发于新生儿和小婴儿，尤其是肥胖多汗的宝宝。新生儿肛周、臀部、外阴及腹股沟等尿布包裹区最易受损，其次为腋窝、颈前及下颌。黏膜受损则以鹅口疮最多见。

鹅口疮：又称雪口病，在宝宝的颊、齿龈、上腭及上下唇黏膜表面出现白色乳凝块样物，不易擦去，强行剥离后可见鲜红色糜烂面。鹅口疮是由念珠菌感染造成，多由哺乳时乳头不洁及从污染的喂哺用具感染而引起。

百白破三联疫苗：百日咳、白喉、破伤风三合一疫苗的混合制剂简称为百白破三联疫苗，它是由百日咳疫苗、精制白喉和破伤风类毒素按适量比例配制而成，是预防百日咳、白喉、破伤风三种疾病的有效措施。一般在宝宝出生后三、四、五个月时连续注射。

更多学习请登录快乐孕育孕妇学校
www.kuaileyunyu.com

宝宝身体指标

宝宝的身长、体重和头围，反映了宝宝的营养和生长发育状况。营养缺乏的宝宝，生长发育相对较慢，各种指标也会偏低；反之，营养过剩的宝宝，生长发育速度可能会过快，各种指标也会偏高。3 月龄的宝宝，迎来体格发育的最快时期。

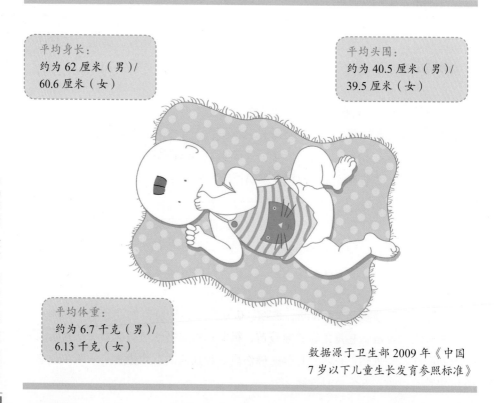

平均身长：
约为 62 厘米（男）/
60.6 厘米（女）

平均头围：
约为 40.5 厘米（男）/
39.5 厘米（女）

平均体重：
约为 6.7 千克（男）/
6.13 千克（女）

数据源于卫生部 2009 年《中国
7 岁以下儿童生长发育参照标准》

我的宝宝

身长：＿＿＿ 厘米　体重：＿＿＿ 千克　头围：＿＿＿ 厘米

发育里程碑

视觉发育

宝宝的眼睛可以跟踪鲜艳物体转动180°，集中看距离较远的带有声音、色彩鲜艳和活动的物体，能转移视线。

语言发育

3个月的宝宝对声音更加敏感，在爸爸妈妈逗引时可以较清晰地发出"啊"、"哦"等音节。

运动发育

3个月的宝宝开始想伸手抓东西了，小手无意识地拍打物体，可以自己把双手握在一起并放在眼前。宝宝趴着时，可以用肘部支撑抬起头和胸部。

情感发育

宝宝在看到人脸时出现了明显的笑容，也被称为社会性微笑，甚至还可以笑出声来。

听觉发育

把宝宝竖着抱起来时，他/她在听到说话声或者玩具声时可以把头转向声源。

❀ 宝宝的猛长期

随着快速生长发育的需要，很多宝宝在 3 个月内都处于"猛长期"。3 个月的宝宝会频繁地要求吸吮妈妈的乳汁，好像总也吃不饱似的，这是因为 3 个月的宝宝比以前长大了许多，需要更多的营养，妈妈分泌的奶量一时还跟不上。看着宝宝如饥似渴的样子，妈妈不禁会担心自己的"产量"不足，满足不了宝宝日益增长的"饭量"，有的妈妈因此而放弃了母乳喂养，而给宝宝过早地添加了配方奶粉。其实，遇到这种情况妈妈不必担心更不要慌张，只要宝宝越多吸吮，乳汁自然会加快分泌，用不了几天，奶水就可以满足宝宝的"胃口"了。

母乳喂养时，宝宝吸吮的次数多，吸吮的时间长，乳汁则会产生得越多。"供需平衡"是乳汁分泌永远遵循的原则。同理，如果给宝宝添加了配方奶粉，妈妈乳房被吸吮的次数定会减少，乳汁的产量也就会下降。

❀ 人工喂养的 14 项原则

有些妈妈由于各种原因不能进行母乳喂养时，常常采用人工喂养或者混合喂养。由于配方奶粉不如母乳容易消化和吸收，所以在给宝宝进行人工喂养时，应遵循以下原则：

◎ 1 岁以下的宝宝不适合喂鲜牛奶；

◎ 配方奶粉有年龄分段，需要按照宝宝的月龄购买。通常情况下，6 个月以下应选择 1 段奶粉，6 个月以上应选择 2 段奶粉；

◎ 宝宝使用的奶瓶、奶嘴等奶具在使用前必须清洗消毒；

◎ 为宝宝冲调奶粉前，应洗净双手；

◎ 严格按照配方奶粉的包装说明为宝宝冲调奶粉，不可过稠或者过稀；

◎ 冲调奶粉时应先放水，后放粉，水温适宜；

◎ 奶嘴的孔径大小要合适，流速不要过快；

◎ 喂奶时，乳汁应始终充满奶嘴，以免宝宝吸入空气；

◎ 每次喂奶后，轻轻拍打宝宝的后背，待打嗝之后再放下宝宝；

90

◎ 根据宝宝的月龄，参照奶粉包装上的喂哺量和喂哺次数给宝宝喂奶，两次喂奶之间需要给宝宝喂水；

◎ 奶嘴要经常检查，如有问题，及时更换；

◎ 注意奶粉的保质期，开罐后应避光密封保存，且1个月内食用完；

◎ 配方奶要现冲现用，不要将温热的奶整夜放在恒温器上，以免滋生细菌；

◎ 冲调好的奶液最多可以存放1小时，喝剩下的奶最好不要再喂给宝宝。

✿ 混合喂养

虽然母乳喂养是最佳的选择，但是由于各种特殊情况，有些妈妈无法为宝宝进行纯母乳喂养，只能在母乳喂养的同时，选择一些母乳代用品作为宝宝的营养补充，这种喂养方式称为混合喂养，也称部分母乳喂养。混合喂养时，应注意以下事项：

1 选择适合宝宝月龄的配方奶粉；

2 给宝宝喂奶时，妈妈应先喂自己的母乳，随后再补充配方奶粉，这样可以维持母乳的分泌；

3 母乳不是"攒"出来的，不要等奶涨了再喂哺宝宝，应让宝宝多吸吮；

4 严格按照配方奶粉的包装说明为宝宝冲调奶粉，不可过稠或者过稀；

5 混合喂养的宝宝，需要在两餐之间适当地喂水。

✿ 配方奶粉的选择和使用

人工喂养时，母乳代用品意味着宝宝的全部营养来源，对于宝宝的营养健康状况起着决定性的作用，所以，一定要慎重选择。购买及使用配方奶粉的时候，应注意以下几个方面：

选择牛奶为基础的配方乳，除非在宝宝对牛奶过敏时，再考虑选用羊、马等乳汁为原料的配方奶粉；

购买配方奶粉时要选择正规厂家，注意产品的保质期限；

购买时注意奶粉的外包装是否有破损，以免奶粉在储运过程中受到污染；

严格遵照配方奶粉的使用说明，打开的奶粉最多可以存放一个月的时间，一个月过后就不要喂给宝宝吃，以免因存放时间过久而产生细菌，引起宝宝不适；

通过宝宝的大便、精神状态以及体重变化来观察宝宝对奶粉的接受程度。

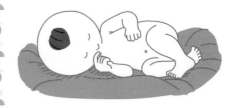

✿ 人工喂养要有"度"

与母乳喂养的宝宝相比较而言，人工喂养的宝宝获得乳汁要轻松一些。

母乳喂养的宝宝吃奶时，可以自己调节吸吮的乳汁量和吞咽动作的力度，也可以吃吃停停，但奶瓶喂养的宝宝因为无法控制奶嘴的流速，做不到这样。当吸吮橡胶奶嘴时，宝宝的口腔内通过空气负压，把奶吸出来，而宝宝在进行吞咽动作后，口腔里又会因为新的负压吸出新的乳汁。由于难以掌控吞咽乳汁的节奏，所以，奶瓶喂养的宝宝不得不吃得很急、很快。再加上有的妈妈担心宝宝吃不饱，每次冲调奶粉的量总是超过宝宝的需要，所以，人工喂养的宝宝胃口很容易被"撑大"。

表面上看来，奶瓶喂养的宝宝吃得多，长得胖，身体发育没有受到什么影响，但是，这种过度喂养，会增加宝宝肝脏、肾脏的代谢负担，也会在体内蓄积更多脂肪，甚至成为成年期肥胖的隐患。因此，妈妈采取人工喂养时，要严格按照奶粉的冲调比例要求，乳汁不要过浓；给宝宝喂哺配方奶时，不必强求每餐都必须吃完一定的奶量。此外，两次喂奶之间要记得给宝宝喂一些水。

✿ 人工喂养的宝宝要喂水

母乳中的各种营养成分最适合宝宝，非常容易消化和吸收，并不需要过多的水分帮助代谢，况且母乳中含有超过80%的水分，所以，母乳喂养的宝宝不需要额外喂水。

但是，人工喂养则不同。目前，市面上销售的婴儿配方奶粉多是由鲜牛奶作为原料，通过浓缩和喷雾干燥工艺加工而成。由于牛奶中蛋白质、矿物质的构成与母乳不同，所以，与母乳喂养的宝宝相比，人工喂养宝宝的代谢消化负担会有所增加，需要足够的水分才能将这些蛋白质、矿物质的代谢产物排出体外。

因此，人工喂养的宝宝需要在两次喂奶之间喂一次水。尤其是炎热的夏天或者是宝宝出汗较多的时候，补充水分更是必不可少的。

护理问答

Q: 怎样抱宝宝?

A: 3个月大的宝宝看起来圆滚滚、胖乎乎的，很是可爱。虽然宝宝的头颈部肌肉强壮了许多，脖子可以较好地支撑头部的重量，但当妈妈竖着抱宝宝的时候，仍要用手臂、手掌托住他/她的背部和颈部，以给宝宝一些辅助的力量并增加宝宝的安全感。

3个月大的宝宝不仅可以横着抱在臂弯中，还可以斜着抱或者竖着抱，但竖着抱宝宝的时间不宜过长，以免宝宝太过疲劳。无论以什么姿势抱宝宝，都要以宝宝感觉舒服为好，且抱起和放下的动作要轻柔。

Q: 如何保护宝宝的囟门?

A: 宝宝的后囟门比较小，所以，3月龄宝宝的后囟门大多数已经闭合。

前囟门通常在宝宝6个月之后才会逐渐变小，大约在12～18个月才闭合。因此，爸爸妈妈如果仔细观察，依然可以看到宝宝脑袋上"忽闪忽闪"上下浮动的前囟门。

由于囟门处没有坚硬的颅骨保护，所以，在日常护理中，爸爸妈妈要注意保护宝宝前囟门的安全。给宝宝洗头时，囟门也需要清洗，动作要尽量轻柔。有的宝宝前囟头皮会有一些黄褐色的鳞屑，不要强行去揭。可以涂上一些植物油，待其软化后再用棉棒轻轻拭去。

宝宝起湿疹该怎么办?

婴儿湿疹也叫"奶癣"，大多发生在小宝宝的脸蛋、额头、脖颈或是耳朵后面的皮肤，有时还会蔓延至宝宝的躯干和四肢，呈散发或群集式的小红丘疹或红斑，有时也会出现小水疱，是婴儿时期常见的皮肤病之一。宝宝常因皮肤瘙痒而烦躁、哭闹，甚至影响睡眠。妈妈应经常给宝宝剪指甲，保持小手清洁，必要时要给宝宝戴上小手套，以免宝宝抓挠皮肤，加重湿疹。

发生湿疹的原因较多，主要与食物过敏、阳光照射、皮肤接触物质的刺激以及遗传因素相关。如果母乳喂养的宝宝发生湿疹，妈妈则要注意饮食中避免鱼、虾以及辛辣刺激食物。湿疹多在宝宝出生后的3个月内发生，到6个月以后症状会慢慢减轻，到1～2岁之后可以逐渐自愈。湿疹严重时，宝宝要暂缓疫苗接种，妈妈应在医生指导下给宝宝用药，不要擅自给宝宝涂抹任何激素类药物。

Q：怎样读懂宝宝的哭声？

A：啼哭其实就是宝宝的语言表达，小宝宝经常是用"哭"来与爸爸妈妈进行交流。因此，留心听懂宝宝的啼哭，不仅可以快速回应宝宝的需求，还是母子关系默契的表现。

◆ 饥饿 宝宝会通过哭声告诉妈妈自己饿了。一般来说，宝宝向妈妈要奶吃的哭声有节奏，声音会由小到大。此时，一旦给他／她吃上奶，哭声便会即刻停止。

◆ 过饱 宝宝吃得太多时，他／她会因为肚子饱胀而哭，有时还会吐奶，甚至是呕吐。这时，抱起宝宝并拍拍他／她的后背，排出胃里的一些空气后，宝宝会舒服一些。

◆ 便前便后 宝宝要大便之前，啼哭时脸憋得红红的。宝宝尿湿了或者大便之后，由于身子下面不舒服，会一边蹬腿一边哭，这是在提醒妈妈该给宝宝换尿布了。

◆ 困倦 宝宝会通过哭声来表达自己的困倦，眼睛闭着或半睁半闭，哭声断断续续。这时，需要保持室内安静并调低灯光，给宝宝一个安睡的环境。

◆ 过热 当宝宝表情烦躁，哭声很大时，妈妈可以检查宝宝是否出汗过多，体温是否正常。

◆ 过冷 宝宝哭声较低，手脚运动少，妈妈可以摸一下宝宝的手脚是否温暖，适当调高室内温度或是给宝宝多穿一件衣服。

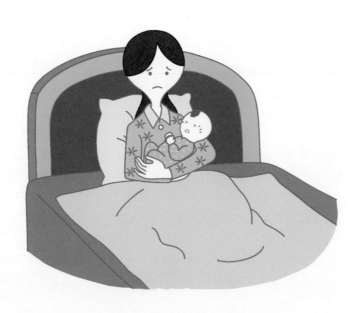

Q：给宝宝换衣服应注意什么？

A：很多妈妈形容给宝宝换衣服像是打仗一般，可见给宝宝换衣服不是一件容易事。而日常护理时，除了给宝宝洗澡时要更换新衣服外，当宝宝出汗较多、溢奶或是大小便沾在衣服上时也需要及时更换衣服。所以，爸爸妈妈需要注意一些细节，以免换衣服而引起宝宝着凉。

1. 为宝宝换衣服时最好选择在宽敞的大床上进行，并准备好要更换的干净衣物；

2. 先把干净衣物铺好，再开始解开宝宝衣服上全部的带子和扣子；

3. 脱掉衣服后，马上用一块温暖的浴巾包住宝宝，以免着凉；

4. 给宝宝换衣服的顺序是先上后下，从背后往胸前穿，再分别穿两只衣袖；

5. 给宝宝换穿衣服时动作一定要轻柔，托住宝宝的头和后背；

6. 穿衣服时可以与宝宝聊天，以分散他／她的注意力，但速度一定要快。

Q：应如何注意居家安全？

A：3 个月的宝宝适应外界的能力还比较弱，爸爸妈妈在照顾好宝宝吃、喝、拉、撒、睡、玩的同时，还需要注意以下几点家居环境的安全事项：

◎ 不要将宝宝一个人放在床、沙发或是椅子上，即使从卧室到厨房的短暂离开，也需要在宝宝身边围上一圈被子或是在床边围上高靠背的椅子；

◎ 悬挂在宝宝小床上的玩具，一定要注意安装牢固，以防止宝宝的小手将玩具拉下来；

◎ 项链、绳带、扣子、硬币、塑料袋之类的物品放在宝宝够不到的位置，以免宝宝缠绕在手上或是含到嘴里；

◎ 在给宝宝更换尿布时，不要将宝宝放在桌子或椅子等窄小的地方，以免宝宝突然伸展或翻身时摔下；

◎ 在给宝宝洗澡时，除了注意水温适宜之外，还要在洗澡的过程中固定好宝宝，以防止宝宝滑入水中；

◎ 使用爽身粉或奶粉等粉状物品，要远离宝宝的面部，以防宝宝吸入；

◎ 不要在宝宝面前吸烟，或是抱着宝宝在厨房做饭，以免烫着宝宝或是吸入烟雾中的有毒物质；

◎ 宝宝的玩具不要有小的零部件，也不要有尖锐的边缘，以免划伤宝宝；

◎ 不要让宝宝独处，将宝宝单独放在房间里、汽车里，都是危险的事情。

早期综合发育与潜能开发

早期综合发育

❀ 运动发育

宝宝开始会翻身：

俗话说：三翻、六坐、八爬，也就是说很多宝宝在 3 个月的时候，已经在练习或者是学会翻身了。从仰卧到俯卧，再从俯卧到侧卧，视觉角度的不同，让宝宝的视野一下子宽广起来。

3 个月大的宝宝，颈部、胸部、背部的肌肉力量明显增强，再加上平日里的俯卧抬头训练，不仅脖子可以稳定地支撑头部，身体也能从仰卧翻到侧卧。如果此时在宝宝的身旁放一个小玩具，他／她的脸和身体都会朝着玩具的方向转来，稍微推动一下宝宝或者将宝宝的一条腿搭到另一条腿上，宝宝就能自己翻过身来。

因为谁也不知道宝宝哪一天会突然掌握自己翻身的本领。所以，宝宝在大床上玩耍的时候，床边要挡上被子或是椅子，以免发生坠床意外。

❀ 语言发育

宝宝可以辨认出妈妈：

2 ～ 3 个月的宝宝已经可以分辨出声音的来源，并朝着发出声音的方向扭头，还会在大人说话的时候表现出倾听的样子。宝宝已经具备辨认出妈妈的能力，当宝宝听到妈妈的声音，或者妈妈与宝宝说话时，会因为欢喜愉悦而流露出微笑的表情。宝宝虽小，但已经懂得有了这些温柔的声音和熟悉的味道之后，便是更多的温暖、食物和安全了。

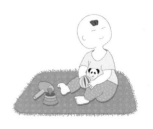

❀ 认知发育

宝宝对鲜亮颜色有感觉：

　　3个月宝宝的两只眼睛可以同时运动并聚焦，视觉的调节范围逐步扩大，但手眼协调的能力还不是很好。随着月龄的增加，宝宝的视力更加协调，虽然还不能看清楚物体的轮廓，但如果你在距离宝宝3～5米远的位置打招呼，他/她已经可以对着你微笑了。

　　宝宝3个月时，除了对引人注目的黑白对比的图案有兴趣之外，对红色、橙色等鲜亮的颜色也有了感觉。但这种视觉能力还非常有限，宝宝对其他的很多颜色仍不能做出反应。

❀ 生活与交往

宝宝会发多种元音：

　　与前两个月相比，这时的宝宝自发发音明显增多，能够发出不少元音，且发音越来越清楚。爸爸妈妈要多与宝宝说笑，可以用不同的语调和表情。宝宝能够分辨不同的语调，作出不同的反应，并且会尝试着模仿，轻柔地说话或者激动地喊叫等等。除了爸爸妈妈和家人，可以让宝宝多接触其他人，感受多种声音和语调，宝宝的语言发育会越来越好。

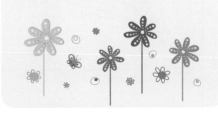

✿ 亲子训练

有时宝宝一着急会发出"妈妈"的声音，虽然宝宝不是有意识的，但妈妈听到也会非常高兴。这时妈妈应该及时回应宝宝，重复、引导并强化宝宝的话语。如：

听到宝宝"叫"妈妈时，说："妈妈！妈妈在这呢！我是妈妈！"

抱着宝宝，注视着他／她，说："宝宝，我是妈妈，叫妈妈！妈妈！"

用手指着爸爸，并让宝宝看着，说："爸爸在那呢！叫爸爸！爸爸！"

经过反复训练，不但能培养宝宝辨认能力，更能够培养亲子感情，传递爸爸妈妈与宝宝之间真挚的爱。

注意，3个月的宝宝视觉调节能力仍比较差，所以爸爸妈妈的面孔最好和宝宝有大约30厘米的距离，便于宝宝观看清楚。

✿ 绘制宝宝生长发育监测曲线图

宝宝是否发育正常，是爸爸妈妈最关心的问题。2009年卫生部发布的《中国七岁以下儿童生长发育参照标准》以及世界卫生组织颁布的最新儿童生长曲线图是我国众多儿科医生参照的儿童生长发育标准。

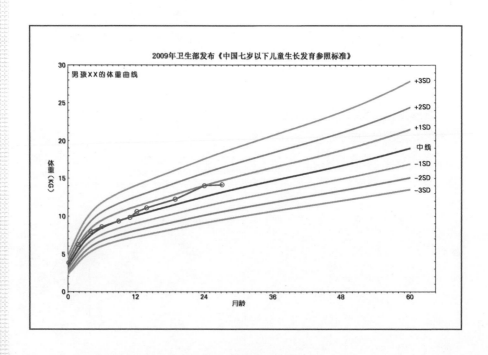

孕妇学校·教材·网络孕校·移动应用

全方位服务

❀ 陪宝宝玩玩具

　　有的爸爸妈妈认为小宝宝会自己玩玩具，于是，就将玩具给宝宝玩耍，而自己则去做自己的事情了，这种做法是不对的。因为，宝宝出生后就有情感、语言交流的需求，并已经具备学习和模仿能力，爸爸妈妈不要以为宝宝还不懂事，只注重物质关照而忽略了他 / 她的精神需要。

　　研究表明，爸爸妈妈跟宝宝一起玩玩具时，通过互动的语言和情感交流，并适当地给予其鼓励与指导，更能激发宝宝对事物的兴趣，注意力也会更持久。

　　另外，爸爸妈妈要创造条件为宝宝的小手提供活动的机会，要给宝宝穿宽松的衣服，不要戴手套或是衣服袖子过长，以免减少宝宝双手对事物的触摸和感知。宝宝有时会把自己的手也当成玩具，在宝宝 6 个月之前，爸爸妈妈也不必过分禁止，注意勤剪指甲，勤洗手就可以。

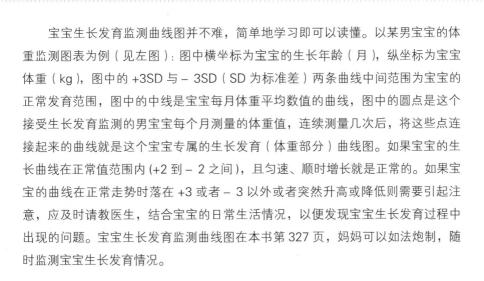

　　宝宝生长发育监测曲线图并不难，简单地学习即可以读懂。以某男宝宝的体重监测图表为例（见左图）：图中横坐标为宝宝的生长年龄（月），纵坐标为宝宝体重（kg），图中的 +3SD 与 − 3SD（SD 为标准差）两条曲线中间范围为宝宝的正常发育范围，图中的中线是宝宝每月体重平均数值的曲线，图中的圆点是这个接受生长发育监测的男宝宝每个月测量的体重值，连续测量几次后，将这些点连接起来的曲线就是这个宝宝专属的生长发育（体重部分）曲线图。如果宝宝的生长曲线在正常值范围内 (+2 到 − 2 之间)，且匀速、顺时增长就是正常的。如果宝宝的曲线在正常走势时落在 +3 或者 − 3 以外或者突然升高或降低则需要引起注意，应及时请教医生，结合宝宝的日常生活情况，以便发现宝宝生长发育过程中出现的问题。宝宝生长发育监测曲线图在本书第327页，妈妈可以如法炮制，随时监测宝宝生长发育情况。

体检与疫苗

❀ 宝宝的体检

这个月，爸爸妈妈要带宝宝再次进行体检。

3个月宝宝体检主要包括身高、体重、头围、胸围、囟门闭合情况、营养及喂养状况、血常规、听力、视力以及抓握、翻身等运动能力。医生会结合宝宝的生长发育情况询问妈妈一些关于宝宝日常生活及智能、体能方面的问题，以便个性化地进行一些育儿指导。妈妈也可以就宝宝日常喂养及护理方面的一些疑问，征询医生的专业意见。

❀ 需要接种的疫苗

宝宝3月龄时，在疫苗接种上除了继续口服脊髓灰质炎活疫苗糖丸外，从这个月开始，要开始接种百白破三联疫苗的第一针。

接种百白破疫苗是预防百日咳、白喉、破伤风三种疾病的有效措施。此疫苗是在臀部或上臂部位通过肌肉注射的方式进行，接种后24小时内接种部位不能沾水。宝宝接种百白破疫苗后24小时内可能会出现接种部位疼痛、红晕，也可能出现体温小于38℃的轻微发热，少数宝宝可能出现注射侧腋窝淋巴结肿大，但一般不需要特殊治疗。疫苗接种后，可以给宝宝多喂点水，以促进体内代谢产物的排泄并降低体温。但是，如果宝宝的体温持续在38.5℃以上，且出现局部红肿、硬结范围较大情况时，则应及时到医院就诊。

❀ 宝宝接种疫苗注意事项

◎ 疫苗接种部位通常不能沾水，建议在接种前一天为宝宝洗澡。

◎ 接种疫苗前，应主动向医生说明宝宝的健康状况。如果宝宝出生时早产、低体重或者正处在发热、严重湿疹以及疾病状态时，最好先征询医生意见后再确定疫苗接种的时间。

◎ 接种中可通过转移注意力的方式来减少宝宝的疼痛，避免让其受到惊吓。

◎ 给宝宝接种疫苗后不要马上离开，建议在接种机构观察半小时。如果宝宝出现寒战、发热等不良反应，可及时向医生反映。

◎ 为了防止局部感染，接种后，必须保证接种部位的清洁。

◎ 回到家中，爸爸妈妈也要密切关注宝宝的情况，如出现异常，要及时就医。

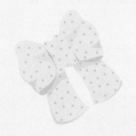

四个月
宝宝

宝宝突然增大的食欲是不是让爸爸妈妈大吃一惊？

宝宝咿咿呀呀的"说唱"是不是让爸爸妈妈感到欣喜？

这时候的宝宝已经尝试着社交了，他/她会变着花样地与别人交流，努力向爸爸妈妈表达自己的感情需求。

4 个月的宝宝喜欢把手指、脚趾往嘴里塞，扶着宝宝的腋下他/她还能站立片刻，这是宝宝征服世界的开始。爸爸妈妈要更加注重与宝宝的互动哟，在宝宝运动能力越来越棒的时候，更应该时时刻刻注意宝宝的安全呢。

医 生 的 话

1. 4 个月的宝宝俯卧时可以抬头 90°，而且扶着宝宝的腋下还能站立片刻。

2. 宝宝每天咿咿呀呀，好像在说话，又好像在唱歌，虽然是无意识发出的声音，但爸爸妈妈可以通过开心的表情和语言，来鼓励宝宝继续学习"说话"。

3. 宝宝逐渐进入嗅觉、味觉及口腔功能发育的关键期，但这一阶段最好不要给宝宝尝试添加辅食，以防发生过敏的情况。

4. 这个月龄的宝宝开始把手指、脚趾当成玩具往嘴里塞，不必过于关注或是禁止，只要注意手脚的清洁和指甲的修剪即可。

5. 本月要第三次服用脊髓灰质炎活疫苗糖丸，接种后有极少数宝宝出现腹泻情况，但往往能不治自愈。

6. 注射第二针百白破三联针后，宝宝可能会出现局部红肿、疼痛或伴有低热、疲倦等现象。如果宝宝持续发生精神状态差、进食差、嗜睡、哭闹不止、体温异常等情况，应及时就诊。

生活指南

❤ 如果一时宝宝吃的相对较少，只要精神状态很好就不必担心。这种现象一般持续 1 ～ 2 周的时间。

❤ 爸爸妈妈可以给宝宝一个相对固定、安静的进食环境，以减少外界因素对宝宝的打扰。

❤ 母乳在这个阶段还是非常重要的食物，妈妈应继续注意均衡饮食和保证休息，让奶水保持充足。

❤ 由于宝宝的消化功能尚未完善，此时添加辅食容易增加消化负担，还可能引起过敏等问题，所以不建议过早地给宝宝添加辅食。

❤ 有些 4 个月的宝宝乳牙开始萌出，牙龈会有点儿不舒服，经常流口水，总爱咬东西，有时甚至在吃奶时会咬妈妈的乳头，这些都是正常现象。

❤ 这个时期的宝宝已经翻身自如了，所以要注意宝宝的安全问题。不要在宝宝周围放零碎的小物件，宝宝睡觉时也要做好挡护。

❤ 本月的宝宝睡眠规律基本形成，对于夜间睡眠不是很好的宝宝，爸爸妈妈应协助宝宝养成良好的睡眠习惯。

爸爸的任务

　　为促进宝宝的智能发育，爸爸可配合妈妈训练宝宝的大动作能力和精细动作能力，如翻身、俯卧抬胸、拉坐、主动用手取物、抓握玩具等。爸爸还可以抱宝宝照镜子，与宝宝一同看大的图片，让他 / 她认识更多的事物。在进行这些活动时，一定要多跟宝宝说话，不要错过促进宝宝语言能力发展的良好时机。

　　宝宝在出牙阶段会喜欢咬东西，只要是够得着的物件，无论是玩具还是一只袜子，都会被宝宝抓起来当作玩具，甚至是放在嘴里。因此，即使是粗心的大男人也必须注意宝宝身边的一些潜在危险，随时将硬币、扣子之类的细小物品安全放置。此外，宝宝的玩具要经常清洗消毒，以免宝宝把玩具放进嘴里时，病菌也随之进入口中。

　　4 个月的宝宝好奇心特别强，很有探索精神，经常对一些被覆盖的物体感兴趣。爸爸可以事先设计场景，带宝宝一同揭开玩具上的遮盖物，给宝宝一些惊喜。天气爽朗的时候，可以带着妈妈和宝宝一同逛公园或动物园，让宝宝感受大自然，让小小的好奇心也一同得到满足。

❤1 发育状况

■ 宝宝的发育

□ 能看各种颜色的同时，还可以注视远距离的物体

□ 宝宝可以辨别不同人的声音

□ 可以发出的声音更多了

□ 表达自己开心或是不悦的情绪

□ 宝宝的好奇心大大增加

□ 竖抱时，头能保持平衡

□ 能抓住玩具并把玩具放入口中

异常情况

◎ 宝宝坐位时头后仰

◎ 不会向声源方向转头

如果4月龄的宝宝发现以上情况，需要找专业医生检查。

■ 不适症状

时间：_____   月龄：_____

不适症状：_____

_____

医生建议：_____

_____

■ 请教医生的问题

问题：_____

_____

医生建议：_____

_____

问题：_____

_____

医生建议：_____

_____

❤2 喂养记录

■ 喂养方式：

☐ 纯母乳喂养　　☐ 混合喂养　　☐ 人工喂养

■ 喂养具体情况：_____

_____

_____

■ 补充说明：

妈妈饮食特别记录	
添加辅食情况	
营养补充剂	
用药情况	
其他	

❤3 就诊记录

时间：_____ 身高：_____

体重：_____ 头围：_____

就诊原因：_____

_____

_____

_____

时间：_____ 身高：_____

体重：_____ 头围：_____

就诊原因：_____

_____

_____

_____

4 体检和疫苗

疫苗一

脊髓灰质炎活疫苗　第三次

接种日期：_____

疫苗二

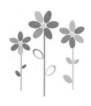

百白破三联疫苗　第二针

接种日期：_____

温馨提示

　　过敏体质和抵抗力低下的宝宝应慎重接种脊髓灰质炎疫苗，脑损伤的宝宝应慎重接种百白破疫苗。

5 给宝宝的话

■ 妈妈的话

■ 爸爸的话

■ 心情随笔

6 照片

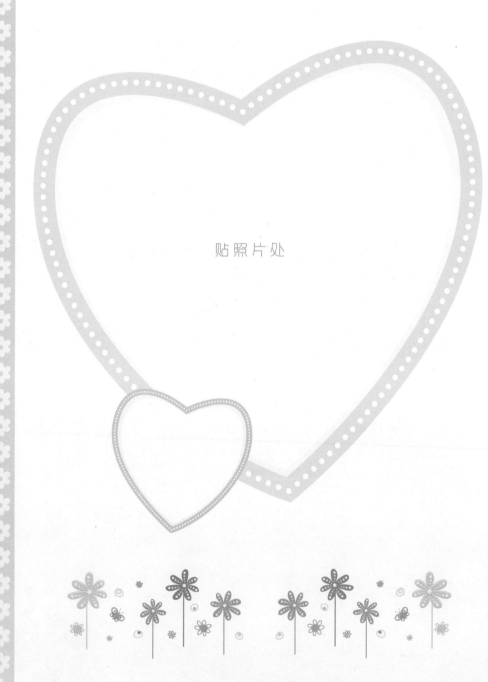

贴照片处

百科词条

百天：是指从宝宝呱呱落地算起的第 100 天。民间有在这一天办"百天宴"的习俗，邀请亲朋前来参加，祝福宝宝健康成长，长命百岁。

辅助食品：宝宝六个月开始，除了原先的母乳或配方奶之外，还应给予宝宝一些泥糊状或半固体食物，这就是我们所说的辅助食品，简称辅食。辅食包括市场销售的米粉、泥糊状食品以及一些粥、果泥、菜泥等家制食品。

佝偻病：也称营养性维生素 D 缺乏佝偻病，是由于儿童体内维生素 D 不足使钙、磷代谢紊乱而产生的一种以骨骼病变为特征的全身慢性营养性疾病。维生素 D 不足会使成熟骨矿化不全，表现为骨质软化症。

减毒活疫苗：指病原体经甲醛处理后，毒性减弱，但活性保持不变，保持了抗原性的一类疫苗。将其接种到身体内，不会引起疾病发生，但病原体可引发机体免疫反应，起到长期保护的作用。

乳牙：宝宝 4 ～ 10 个月时开始萌出的第一组牙称为乳牙，共 20 颗，约于 2.5 岁出齐。一般从宝宝 6 岁开始，至 13 岁之间，乳牙才逐渐脱落而被恒牙替代。

更多学习请登录快乐孕育孕妇学校
www.kuaileyunyu.com

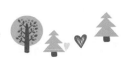

宝宝身体指标

宝宝在生长发育过程中有一定的规律，年龄越小，长得越快，在婴儿期，6个月内的宝宝生长速度最快。

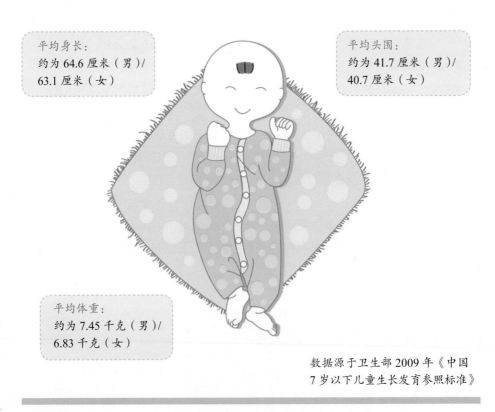

平均身长：
约为 64.6 厘米（男）/
63.1 厘米（女）

平均头围：
约为 41.7 厘米（男）/
40.7 厘米（女）

平均体重：
约为 7.45 千克（男）/
6.83 千克（女）

数据源于卫生部 2009 年《中国
7 岁以下儿童生长发育参照标准》

我的宝宝

身长：＿＿＿ 厘米　　体重：＿＿＿ 千克　　头围：＿＿＿ 厘米

发育里程碑

视觉发育

宝宝的视力几乎达到了成人水平，能看出各种颜色了，也可以注视远距离的物体了。

语言发育

宝宝听到熟人的声音后会有应答反应，有时还可以发出"咯咯"的笑声。另外，除了会发出"啊"、"哦"的音节之外，宝宝可以发出的声音更多了。

运动发育

随着视野的开阔，宝宝的好奇心大大增加，对外界的众多事物开始感兴趣，探索世界的欲望增强了，运动量也加大了。

情感发育

宝宝除了用啼哭表达自己的需求外，还可以通过哭或者笑表达自己开心或是不悦的情绪。

听觉发育

宝宝可以辨别不同人的声音，听见了妈妈的声音，会有愉悦的反应。

❀ 不要乱补钙

钙是构成人体骨骼和牙齿的主要成分，对宝宝的健康发育起着重要的作用。宝宝生长发育较快，体内维生素 D 和钙缺乏时，则会出现烦躁不安、夜间难以入睡、哭闹不止、入睡后头部易出汗、头部后脑勺部位有枕秃等表现。当宝宝出现这些表现时，爸爸妈妈可以带宝宝到医疗保健机构做检查，请医生做出专业的诊断和指导，不要仅凭目测就认为宝宝缺钙而滥给宝宝补钙。

6 个月内纯母乳喂养的宝宝，一般不需要额外补钙，母乳中的钙已能满足宝宝的需要。一般来说，宝宝的生长发育情况良好、精神状态佳、睡眠规律、运动发育正常都不需要额外补钙。爸爸妈妈不要轻易认为宝宝缺钙而盲目补钙，应在为宝宝体检时遵循医生意见。

目前市场上的钙剂可以说是琳琅满目，钙粉、钙片、胶囊、固体钙、液体钙等品种多样。为宝宝选择钙剂时应听取医生的意见，在选择时要查验生产日期以及有无国家批准的药品或保健品文号。此外，给宝宝补钙不可过量，摄入过多的钙，其在肠道吸收率减少，会随大便排出体外。

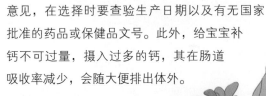

❀ 补维生素 AD 复合制剂要遵医嘱

6 个月内的宝宝一般不用补钙，但是容易因缺乏维生素 D 而影响钙的吸收。体内维生素 D 主要依靠阳光紫外线照射的作用形成。由于母乳和牛奶中所含的维生素 D 有限，因此，医生会给出建议，给予宝宝口服维生素 D 制剂或维生素 AD 复合制剂。

维生素 AD 复合制剂，俗称鱼肝油，其主要成分是维生素 A 和维生素 D。每粒维生素 AD 复合制剂中含有维生素 A 为 1500 国际单位，有助于保护宝宝呼吸道和消化道黏膜，还有助于预防夜盲症；每粒维生素 AD 复合制剂中含有维生素 D 为 400 国际单位，有利于肠道内钙、磷的吸收，维持宝宝正常生长发育，有效预防佝偻病的发生。

维生素 A、D 都属于脂溶性维生素，如果过量摄入，不能被及时排出体外，会在体内蓄积，甚至引起中毒。因此，为宝宝补服维生素 AD 复合制剂时，需要注意以下两点：

（1）遵从医生建议，按照每日建议量服用；

（2）常规单纯口服维生素 D400 国际单位 / 日时，不需要补充维生素 AD 复合制剂，以防维生素 D 过量。

补充维生素 D 的同时，应让宝宝多晒太阳和增加户外活动。晒太阳时不要隔着玻璃，要暴露出宝宝的面部和四肢，这样可以有效地促进体内的钙质吸收，预防佝偻病的发生。

❀ 预防缺铁性贫血

铁是合成血红蛋白的原料，体内铁缺乏时血红素将会生成不足，进而减少血红蛋白的合成，引起缺铁性贫血。宝宝在胎儿期会通过胎盘从妈妈体内获得铁，成熟宝宝从妈妈体内获得的铁可维持到出生后 4 ~ 5 个月内所需。然而，未成熟的宝宝在妈妈体内获得的铁较少，因此很容易发生铁缺乏。此外，如果孕妈妈在怀孕期间贫血，宝宝出生后缺铁的可能性会明显增加。

爸爸妈妈可以通过以下方法来预防宝宝缺铁：

（1）母乳中铁的吸收率较高，所以应坚持纯母乳喂养；

（2）纯母乳喂养 6 个月后应添加含铁丰富的辅食，如强化铁的米粉等；

（3）维生素 C 可以促进铁的吸收，可以适当为 6 个月的宝宝补充含有维生素 C 的果汁；

（4）早产儿、低出生体重儿，应遵医嘱在出生后 2 个月左右给予铁剂补充。

❀ 不要随意补充保健品

看着市面上琳琅满目的保健品，有时，爸爸妈妈会觉得自己的宝宝也存在营养不足的情况，而考虑给宝宝添加一些补铁、补钙、补锌之类的保健品。其实，一般情况下，6个月之内的宝宝只要保证每天饮奶量充足，就可以均衡、完善地获得生长发育所需要的全部营养；满6个月的宝宝，可以通过添加辅食来获得更多的营养。

保健品并非一般食品，特别是蛋白质，维生素A、D、E、K的过量补充反而会给宝宝的健康带来危害，所以，爸爸妈妈不可以随意为宝宝进补。如果宝宝在体检时有明显的微量元素缺乏情况，则应在医生建议下选择用药或是保健品。

❀ 给宝宝喂药

给宝宝喂药是件令人棘手的事情，搞得家人手忙脚乱不说，宝宝哇哇大哭，很是痛苦。看看这些给宝宝喂药的小窍门吧。

宝宝生病后，尽量选择果味液体药物，如果是片剂，也要碾碎用少量的水溶解后再喂给宝宝吃；

可选择专用喂药器给宝宝喂药，如滴管类，也可选择用小勺给宝宝喂药；

爸爸妈妈在喂宝宝药之前，可以先假装自己要吃的样子，并且露出很好吃的表情，让宝宝以为这是美味的食物；

对于较苦的药，喂完后可以马上给宝宝喂母乳，以掩盖宝宝嘴巴里的苦味；

每次的药量最好一次喂完，不要分多次进行，更不要强行给宝宝灌药，以免引起呛咳，甚至使宝宝对吃药产生恐惧。

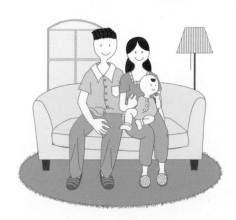

护理问答

Q：宝宝流口水怎么办？

A：4 个月的宝宝流口水是正常的生理现象，尤其在开始长乳牙时较为明显，爸爸妈妈不用过于担心。这是因为宝宝的唾液分泌量会随着唾液腺发育的逐渐成熟而增加，小小的嘴巴里盛不下这么多口水，而此时吞咽口水的动作还不够顺畅，于是口水就往外流了出来。

宝宝的口水流得多时，需要得到及时的照顾。不然，口水流到宝宝的脖子里，容易导致湿疹或皮肤炎症。如果口腔周围的皮肤因为口水而起些小红疹子，要随时用柔软的棉质手帕或纸巾轻柔地为宝宝擦拭，以保持皮肤的干燥。爸爸妈妈给宝宝擦口水时，千万不要用力过大，以免过多摩擦宝宝的皮肤。

当宝宝口水较多时，爸爸妈妈可以给宝宝戴上棉质的小围嘴，不仅美观可爱，还能防止口水流到衣服上面。不过这些围嘴应及时清洗和更换。如果宝宝流口水的情况很严重，则要及时寻求医生的帮助。

Q：如何训练宝宝规律排便？

A：4 个月以后的宝宝，生活逐渐规律，大多可以定时吃奶，定时睡觉，大小便的间隔时间也变长，且不再是非条件性反射了。这时候，爸爸妈妈可以通过观察宝宝排尿和排便的时间规律，逐步训练宝宝养成规律的排便习惯，比如在喂奶后 15 ～ 20 分钟给宝宝把尿，早上起床或者晚上睡前给宝宝把大便等。

有的宝宝要解大便之前，脸蛋儿涨得通红，眼睛会有点愣神儿，小腿儿挺直，看起来就是在使劲的样子；有的宝宝要解小便之前，身体会微微打战。当妈妈看到宝宝发出的这些要大小便的信号时，可以把宝宝从背后抱起来，用双手托住宝宝的屁股和大腿根部，嘴里发出"嘘嘘"、"嗯嗯"的声音，让宝宝产生条件反射，逐渐熟悉这种排泄的方式。

训练宝宝规律大小便时不要操之过急，如果宝宝不愿意接受这种方式，可以过一段时间再试，切勿强行让宝宝完成"任务"。

Q：如何对待宝宝吮吸手指？

A：4个月大的"小家伙"喜欢用嘴感知世界，只要是随手可得的物件，都有可能被宝宝塞到嘴里。吸吮手指可以让宝宝在精神上得到满足和安慰，当宝宝能准确地将大拇指放入口中时，说明宝宝的嘴、手和大脑协调能力正在完善。

对于宝宝吃手指的现象，爸爸妈妈不要过于担心，也不必急于去禁止或纠正。注意保持宝宝的手指干净卫生，勤剪指甲、勤擦手，以减少细菌入口的机会。

当宝宝吸吮手指时，爸爸妈妈可以通过声音、图片、玩具等新的"探索"方式吸引和转移宝宝的注意力，分散他／她对于吃手指的专注。爸爸妈妈不必担心，随着宝宝一天天地长大，吃手、吮吸的习惯会渐渐减少。

Q：如何防止宝宝起痱子？

A：痱子是因小汗腺导管闭塞导致汗液潴留而形成的皮疹。炎热的夏季，宝宝很容易因出汗多而生出痱子。痱子与湿疹有所不同，一般在凉爽的环境下，痱子几天就会自行消退，而湿疹则可能持续数月或者更久。

保持居室通风、凉爽，每天为宝宝用温水洗澡，保持皮肤清洁、干爽，可以防止宝宝生痱子。此外，不要给宝宝穿得过多，宝宝的衣着应宽松、肥大，并经常更换；还可以在洗完澡擦干皮肤之后，适当地给宝宝用一点婴儿爽身粉，但不宜过多。

生了痱子的宝宝容易烦躁，此时要安抚宝宝，尽量不要让他／她频繁哭闹，避免宝宝因出汗多，而加重痱子的发生。

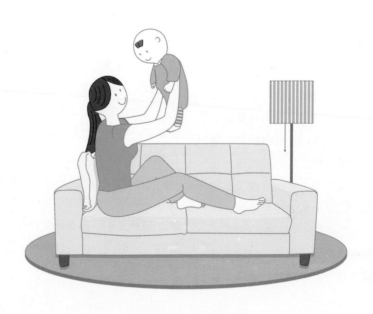

如何预防尿布疹?

宝宝的皮肤非常娇嫩,由于潮湿的尿布长时间与皮肤直接接触摩擦,在尿布覆盖的区域常会出现红色的疹状物,称作"尿布疹"或者"红臀"。预防宝宝发生尿布疹有两条关键措施:第一,使用柔软、清洁、干燥、吸水力强的尿布;第二,及时为宝宝更换尿布,以保持小屁屁干爽。

宝宝的尿布一定要透气,且不要系得太紧,以便经常检查宝宝是否有便便。只要宝宝排便了,无论是"大"或是"小",都应及时地为宝宝更换尿布,以减少皮肤与潮湿的尿布相接触的时间。为宝宝撤下沾湿的尿布之后,要用水清洗尿布区域并用软毛巾沾干水分。最好是让宝宝光着小屁屁稍稍晾一会儿,待皮肤干燥后,再换上新的尿布。

为宝宝清洗尿布时,要用热水烫洗,可使用不含刺激成分的宝宝专用洗涤剂或者肥皂,并彻底漂洗干净,在阳光下充分晾晒后方可使用。

Q:如何让宝宝睡得香?

A:当宝宝4~5个月时,睡眠的规律已基本形成。宝宝由刚出生每天睡16~20小时逐渐减少到每天睡14个小时左右,其中接近2/3的睡眠时间都会集中在晚上。宝宝的睡眠时间过多或者过少都不利于生长发育。睡得多,宝宝容易长胖;睡得少,宝宝则容易消瘦。如果宝宝夜间睡得少,妈妈也会因夜间照顾宝宝而感到睡眠不足、精神疲乏。

为了让宝宝养成良好的睡眠习惯,对于那些夜间睡眠不是很好的宝宝,建议在白天的睡眠时间不宜过多,夜间不宜睡得过晚,还可以把宝宝的洗澡时间安排在睡前。洗完澡后,可以为宝宝做个抚触或按摩,换上干净的尿布。这时,应尽量避免其他人干扰,并且调暗房间的灯光,在安静的环境下,让宝宝感受到睡觉的气氛而渐渐入眠。

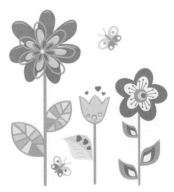

此外,宝宝睡觉时盖的被子不宜过厚,也不要让宝宝养成含着奶头、抱着、摇着入睡的习惯。

早期综合发育与潜能开发

早期综合发育

✿ 认知发育

宝宝的记忆力：

从出生开始，宝宝就有了记忆。2个月大的宝宝，已经可以辨认出妈妈的声音和味道；到宝宝4个月大时，已经具有"认生"、"怕痛"等表现，例如陌生人抱宝宝时，他/她会因为惧怕而哭闹；宝宝在打完一针疫苗后，再看到穿白大衣的人则会哭闹，这是因为打疫苗时穿白大衣的医生给宝宝留下了疼痛的"不良印象"。

人的记忆能力会随着年龄的增长而加强。越是熟悉的事物宝宝越容易记住，重复同一事物可以让宝宝加深印象。所以，多带宝宝重复接触不同的外界事物，可以给宝宝提供更多的记忆元素，对于促进宝宝智力以及早期综合能力的发展具有重要的意义。

✿ 生活与交往

交朋友：

爸爸妈妈带宝宝在户外活动时，让他/她多看跟他/她差不多大小的宝宝或者比他/她大一些的小朋友。这时的宝宝一般愿意与别人接触，远远地看见其他的小朋友学走路或者在跑跳玩耍，就会对着他们笑。可以抱着宝宝靠近其他小朋友，让他们握握手。

如果宝宝躲在妈妈怀里，害羞或者害怕，不愿意与其他小朋友接触，也不要勉强，让他/她在一旁看就好，慢慢他/她会习惯与越来越多的人交往。

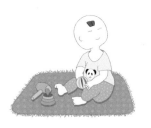

✿ 运动发育

宝宝开始会翻身：

4个月的宝宝已不安于老老实实躺在床上，他/她已经能调节自己的身体从仰卧位变为侧卧位，并逐渐由侧卧位变为俯卧位。但有意思的是，刚学会翻身的宝宝还不能够从俯卧位回到仰卧位。于是，当宝宝趴累了的时候，会用哭的方式求助爸爸妈妈将他/她翻过身来。

夏季时节，宝宝穿得较少，学习翻身会比较轻松；冬天的时候，宝宝穿的衣服较厚，比较笨拙，爸爸妈妈可以试着帮助宝宝将一条腿跨过另一条腿，凭借这一点点外力，宝宝就可以顺利地翻过身来了。当宝宝成功翻身后，妈妈千万不要忘记给宝宝一些鼓励哦。

这一时期的宝宝需要随时有人看护，因为熟悉了翻身的动作以后，宝宝从床中间翻到床边用不了多长时间。所以，需要增加围护措施并细心地照看宝宝，以免发生坠床等意外。

✿ 语言发育

宝宝会"咯咯"的笑：

刚生下来的宝宝就会笑，但一般都是在睡梦中或是无意识的笑。

4个月的宝宝可以发出"咯咯咯"的笑声，而且这种笑声已经具有感情意义。4个月的宝宝有着极大的好奇心，看到转动的玩具或是新奇的表情后会发笑；当妈妈出现在宝宝眼前时，宝宝也会笑，而这时的笑是因为妈妈给予宝宝的亲切和安全感；宝宝吃饱后也会笑，这时的笑则更多体现生理需求得到满足后的愉悦心情。

宝宝的笑反映了他/她对身边环境有着良好的适应能力，是满足感和良好情绪的表达，也是宝宝身心健康的表现。宝宝经常笑，不仅有利于成长中人际交往能力的发展，还能有助于宝宝得到更多的见识，从而促进宝宝智力的发展和开朗性格的养成。

❀ 宝宝语言的训练

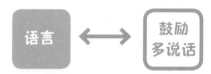

　　宝宝刚出生的时候，就已经具有了模仿的本领。在宝宝学习语言的过程中，更是将最亲近的人作为自己的"楷模"，进行学习和模仿。

　　当你与一个4个月大的宝宝说话时，他/她会发出咿咿呀呀的声音，好像在与你"交流"。有时还会听到宝宝发出"mama"的音节，仿佛是在叫"妈妈"。虽然这是宝宝无意识发出的声音，但爸爸妈妈可以通过开心的表情鼓励宝宝继续学习"说话"。

　　爸爸妈妈还可以把家里的灯、门或者宝宝感兴趣的玩具作为教具，在宝宝面前经常用简单的字或词重复这些物品的名字和特点，让宝宝在观察中学习或是指认这些物体，逐步达到认识和理解语言所表达的事物。这些早期的语言训练，对于锻炼宝宝的语言表达能力非常有帮助。

❀ 宝宝视听的训练

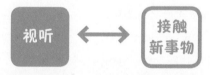

　　4个月的宝宝，颈部肌肉张力增强，脖子已经可以支撑起脑袋，视野开阔，好奇心强，注意力不集中，因为眼前世界的变化令他/她的眼睛、耳朵忙得不亦乐乎，应接不暇。4个月的宝宝能看到各种颜色，还可以注视远距离的物体，比如远处的房子、绿树、小鸟、汽车等等，宝宝仿佛对外界所有新鲜事物也都有着浓厚的兴趣。

　　爸爸妈妈可以有意识地在户外活动时，指着生活环境中的花草树木、小动物等，对宝宝说"这是汽车"，"这是房子"，"这是大树"，"这是小猫咪咪"等，结合这些大自然的事物和变化，不断地让宝宝对这个世界有新的认识。

✿ 宝宝作息规律的训练

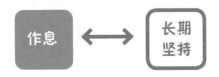

作息 ⟷ 长期坚持

在日常护理中，要让宝宝吃得饱、睡得香，须给宝宝按时洗澡、换尿布、及时发现宝宝的不适，这样，可以让宝宝心情愉快，有更多的满足感和安全感。因为，规律的生活作息可以让宝宝的大脑得到有利的刺激和平衡，保持稳定的情绪，对身心健康有很大的益处。

对于小宝宝来说，培养规律的生活习惯并不是一件容易的事情。爸爸妈妈可以有意识地进行训练，逐渐帮助宝宝形成生活规律。比如说宝宝每天早上醒来后洗脸、午睡前洗澡、洗澡后做操、午睡后做游戏、每天晚上入睡前调暗灯光等，长期坚持不仅可以让宝宝形成条件反射，还可以默契地配合妈妈进行这些日常活动。

✿ 多给宝宝听音乐

给宝宝听音乐，不仅可以训练其听力能力、语言能力、认知能力，开发早期智力，还有助于启发和挖掘宝宝的多项潜能。舒缓轻柔的音乐对稳定宝宝的情绪，培养积极乐观的性格很有好处。

妈妈应根据宝宝的心情，有针对性地为宝宝选择喜欢的音乐。如在宝宝玩耍的时候，可以选用一些节奏欢快、活泼的音乐；而在宝宝睡觉前，则要选择一些轻柔、缓慢的摇篮曲，或是妈妈自己轻声哼着的小曲子，都有助于宝宝尽快进入梦乡。

体检与疫苗

✿ 疫苗接种

本月宝宝需要接种的疫苗有口服的第三次脊髓灰质炎减毒活疫苗，还有继续注射的第二针百白破三联疫苗。

接种疫苗前妈妈应向医生如实告知宝宝的身体情况，因为发热、腹泻、服用药物、患有急性传染病等情况都会影响疫苗接种的成功率。过敏体质和抵抗力低下的宝宝应慎重接种脊髓灰质炎减毒活疫苗，脑损伤的宝宝应慎重接种百白破疫苗。

口服糖丸时要先用少量凉开水将糖丸化开，之后的半小时到一小时，不宜给宝宝喂超过37℃的食物或水，以免高温致使糖丸（减毒活疫苗）失效。

疫苗接种后，不要急着离开，应该留观30分钟以上。接种后，要注意在24小时内不要给宝宝洗澡。有的宝宝可能会出现低烧、接种部位红肿、疼痛、微痒等情况，不过，一般这些轻微反应会在48小时后自行消退，不需要做特殊处理。妈妈可以给宝宝多喝水，并注意观察宝宝体温变化及注射部位情况。如果出现剧烈的反应，如宝宝哭闹不止或体温超过38.5℃，建议及时去医院就诊。

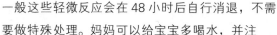

五个月宝宝

爸爸妈妈是不是为宝宝的一两颗小白牙感到惊喜？是不是在怀疑是宝宝更依恋妈妈还是妈妈更依恋宝宝？妈妈稍微离开一会儿小家伙都会十分想念吧？

5个月的宝宝的运动能力和身体各个部位的协调能力进一步增强，宝宝总喜欢东瞧瞧、西看看，喜欢用手抓起玩具，并放到嘴里尝尝味道。这时爸爸妈妈可以为宝宝增加一些智能方面的训练项目了哟。

医 生 的 话

1. 这个月龄的宝宝会用手抓起玩具，会主动对人或是身边的事物发出声音，见到食物时会显得非常兴奋。

2. 爸爸妈妈轻轻拉起宝宝的腕部，宝宝即可以坐起来，但是身体和头部会稍有前倾。

3. 宝宝的乳牙一般在出生后4～10个月之间萌出。一般来讲只要在周岁前能萌出一颗牙齿都不算太迟，所以，这一时期，爸爸妈妈不必为宝宝是否出牙而着急。

4. 出牙的过程中，宝宝会有诸多不适，还容易出现急躁等表现，爸爸妈妈需要用更多的耐心来爱抚和安慰宝宝。

5. 如果宝宝已经出牙，可以用牙胶、磨牙棒等玩具来锻炼宝宝的咀嚼功能以及牙齿、颌骨的发育。

6. 这个月宝宝需要注射第三针百白破疫苗。

生活指南

- 宝宝学会了抓拿东西的本事，且喜欢把抓在手里的东西往嘴里送，因此爸爸妈妈要让所有可能塞入宝宝嘴里造成危险的物品远离宝宝的视线。

- 大便是反映宝宝健康状况的晴雨表。不同的喂养方式下，宝宝的大便性状也不同。爸爸妈妈要注意观察宝宝的大便，以确保宝宝的健康。

- 与母乳喂养的宝宝比，人工喂养的宝宝更容易发生便秘，爸爸妈妈在冲调奶粉时，不要超出奶粉的配比浓度，还要在两餐奶之间给宝宝喂水。

- 尽管宝宝对食物产生了浓厚的兴趣，但6个月之前添加辅食还是有可能带来诸如消化不良、过敏等风险。所以，不要过早添加辅食。

- 虽然这个月的宝宝有可能还处在"厌奶期"，但爸爸妈妈需要认真观察宝宝的状态和表现，找到厌奶的原因。

- 每天带宝宝进行"户外运动"，开始时活动时间可以稍短一些，待宝宝适应后，可逐渐增加时间和次数。

- 如果是特别寒冷的冬天，可以把宝宝的小床放在太阳能照到的地方，打开窗户让宝宝晒到太阳，同时也利于室内通风。

爸爸的任务

宝宝正处于乳牙萌出阶段，可能会出现流口水、咳嗽、啃咬、烦躁不安等诸多不适，爸爸要主动承担安抚和照顾宝宝的责任，与妈妈一起给予宝宝悉心的照料，帮助宝宝顺利地渡过出牙期。

5个月大的宝宝既可爱又调皮，学习和记忆的能力明显提高，对身边的新鲜事物，反映出很强的求知欲望。所以，爸爸不管工作多么繁忙，一定不要错过与宝宝相处和陪伴宝宝成长的机会。

5个月的宝宝正是咿呀学语的时候，爸爸要多些时间陪宝宝说话、唱歌、做游戏，经常呼唤宝宝的名字，教宝宝认识身边的事物，让他/她更多地感受到来自男性的声音和父亲的关爱。看着宝宝一天天长大，并且学会很多本领，相信爸爸一定会增加许多成就感。

1 发育状况

■ 宝宝的发育

□ 能看到更多的较远处的人和物体

□ 宝宝喜欢与人进行社交类游戏

□ 能比较熟练的从仰卧翻到俯卧位

□ 喜欢手摸、摇晃、敲打东西

□ 能听懂责备、赞扬的话

□ 开始认人

□ 能发出"喃喃"的音节

异常情况

如果 5 月龄的宝宝还不会翻身，需要找专业医生检查。

128

■ 不适症状

时间：＿＿＿＿＿＿＿＿＿＿ 月龄：＿＿＿＿＿＿＿＿＿＿

不适症状：＿＿＿＿＿＿＿＿＿＿＿＿＿＿＿＿＿＿＿＿

＿＿＿＿＿＿＿＿＿＿＿＿＿＿＿＿＿＿＿＿＿＿＿＿＿＿＿

医生建议：＿＿＿＿＿＿＿＿＿＿＿＿＿＿＿＿＿＿＿＿

＿＿＿＿＿＿＿＿＿＿＿＿＿＿＿＿＿＿＿＿＿＿＿＿＿＿＿

■ 请教医生的问题

问题：＿＿＿＿＿＿＿＿＿＿＿＿＿＿＿＿＿＿＿＿＿＿＿

＿＿＿＿＿＿＿＿＿＿＿＿＿＿＿＿＿＿＿＿＿＿＿＿＿＿＿

医生建议：＿＿＿＿＿＿＿＿＿＿＿＿＿＿＿＿＿＿＿＿

＿＿＿＿＿＿＿＿＿＿＿＿＿＿＿＿＿＿＿＿＿＿＿＿＿＿＿

问题：＿＿＿＿＿＿＿＿＿＿＿＿＿＿＿＿＿＿＿＿＿＿＿

＿＿＿＿＿＿＿＿＿＿＿＿＿＿＿＿＿＿＿＿＿＿＿＿＿＿＿

医生建议：＿＿＿＿＿＿＿＿＿＿＿＿＿＿＿＿＿＿＿＿

＿＿＿＿＿＿＿＿＿＿＿＿＿＿＿＿＿＿＿＿＿＿＿＿＿＿＿

2 喂养记录

■ 喂养方式：

☐ 纯母乳喂养　　☐ 混合喂养　　☐ 人工喂养

■ 喂养具体情况：＿＿＿＿＿＿＿＿＿＿＿＿＿＿＿＿＿＿＿＿

＿＿＿＿＿＿＿＿＿＿＿＿＿＿＿＿＿＿＿＿＿＿＿＿＿＿＿＿＿

＿＿＿＿＿＿＿＿＿＿＿＿＿＿＿＿＿＿＿＿＿＿＿＿＿＿＿＿＿

■ 补充说明：

妈妈饮食特别记录	
添加辅食情况	
营养补充剂	
用药情况	
其他	

❤3 就诊记录

时间：＿＿＿＿＿＿＿＿＿＿　　身高：＿＿＿＿＿＿＿＿＿＿

体重：＿＿＿＿＿＿＿＿＿＿　　头围：＿＿＿＿＿＿＿＿＿＿

就诊原因：＿＿＿＿＿＿＿＿＿＿＿＿＿＿＿＿＿＿＿＿＿＿＿

＿＿＿＿＿＿＿＿＿＿＿＿＿＿＿＿＿＿＿＿＿＿＿＿＿＿＿＿＿

＿＿＿＿＿＿＿＿＿＿＿＿＿＿＿＿＿＿＿＿＿＿＿＿＿＿＿＿＿

时间：＿＿＿＿＿＿＿＿＿＿　　身高：＿＿＿＿＿＿＿＿＿＿

体重：＿＿＿＿＿＿＿＿＿＿　　头围：＿＿＿＿＿＿＿＿＿＿

就诊原因：＿＿＿＿＿＿＿＿＿＿＿＿＿＿＿＿＿＿＿＿＿＿＿

＿＿＿＿＿＿＿＿＿＿＿＿＿＿＿＿＿＿＿＿＿＿＿＿＿＿＿＿＿

＿＿＿＿＿＿＿＿＿＿＿＿＿＿＿＿＿＿＿＿＿＿＿＿＿＿＿＿＿

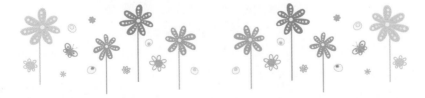

4 体检和疫苗

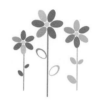

百白破三联疫苗　第三针

接种日期：＿＿＿＿＿＿＿＿＿＿

温馨提示

　　疫苗接种后不要马上回家，应该留下观察半小时左右，如果宝宝没有异常或不适，方可离开。

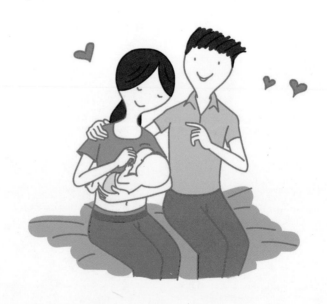

132

5 给宝宝的话

6 照片

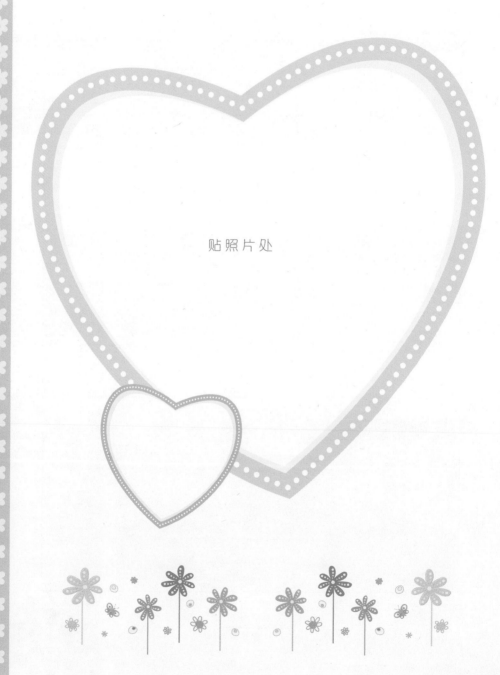

贴照片处

百科词条

贝氏口疮：婴儿上颚黏膜较薄，常因吸吮拇指、橡胶奶头或者玩具等摩擦，或在护理宝宝口腔时用纱布擦洗不当，造成上颚黏膜损伤，形成浅表性溃疡。

扁桃体：扁桃体为咽部集结的淋巴组织，也是重要的免疫器官。它位于消化道与呼吸道交界处的扁桃体窝内，是抵御疾病的一道天然屏障。

淋巴结：是一种广泛分布于全身的浅表及深部内脏周围的免疫组织，一般如蚕豆或黄豆粒大小的肉球，常在颈部触及到，多数不会出现疼痛。但是，如遇感冒或炎症时，局部的淋巴可发生肿胀并出现疼痛，是宝宝生病时的标志之一。

斜视：斜视是一种眼部疾病，患病宝宝一只眼睛直视目标时，另一只眼会斜向一侧，多因眼球位置不正或眼肌平衡失调所致。挂在宝宝床头的玩具，要经常变换位置，以免宝宝长时间注视而造成斜视。

牛初乳：牛初乳是指健康母牛分娩之后3～5天内分泌的初乳。目前，我国卫生部明确规定"婴幼儿配方食品中不得添加牛初乳以及用牛初乳为原料生产的乳制品"。对新生宝宝来说，牛初乳不易消化且容易引起过敏，所以不要给宝宝添加。

更多学习请登录快乐孕育孕妇学校
www.kuaileyunyu.com

宝宝身体指标

宝宝已经5个月了，他/她从这阶段开始逐渐成熟起来。较之前而言，身高体重生长的速度开始变得缓慢。

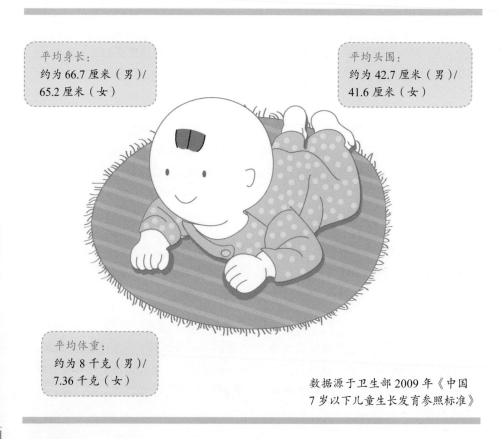

平均身长：
约为66.7厘米（男）/
65.2厘米（女）

平均头围：
约为42.7厘米（男）/
41.6厘米（女）

平均体重：
约为8千克（男）/
7.36千克（女）

数据源于卫生部2009年《中国
7岁以下儿童生长发育参照标准》

我的宝宝 　身长：＿＿厘米　体重：＿＿千克　头围：＿＿厘米

发育里程碑

视觉发育

宝宝的颜色视觉、远距离视觉渐渐完善，能看到更多的较远处的人和物体。

语言发育

当呼唤宝宝时，他/她已经能够对自己的名字有反应，对听到的声音还能发出模仿的语调以表达自己的感情。宝宝渐渐懂得爸爸妈妈所说的"不"是什么意思，并有了初步的反应。

运动发育

宝宝可以双向翻身，很喜欢伸手去抓取身边够得着的物品。

情感发育

宝宝喜欢与人进行社交类游戏。渴望触摸他/她看到的东西，在他/她不能独自完成时，还会通过喊叫等动作引人注意。

认知发育

宝宝开始对成人食物感兴趣，并喜欢用手和口来探索他/她想了解的身边事物。当宝宝偶尔发现自己能改变身边的事物时，会观察出现的结果。

孕妇学校·教材·网络孕校·移动应用 全方位服务

❀ 停喂母乳后又想恢复泌乳

新妈妈的产假大约在四个月左右，不少家庭因为妈妈要准备返回工作岗位，而早早地就给宝宝断了奶。然而，断奶之后，很多妈妈又不忍心看到宝宝对于母乳的渴求，又想再度恢复母乳喂养，很是为难。

如果想给断奶后的宝宝恢复母乳喂养，妈妈首先要知晓恢复母乳喂养的辛苦并明确自己的决心，因为恢复泌乳需要妈妈付出更多的努力和坚持。乳汁分泌还是离不开宝宝的吸吮刺激，所以需要妈妈加强与宝宝的亲密关系，以获得更多的乳头刺激而增进泌乳反射。如果妈妈已经有乳汁开始泌出，则需要在每次喂哺前都让宝宝吃母乳，以此逐步减少宝宝吃配方奶的次数或者每次配方奶的喂哺量。

恢复母乳喂养对于宝宝的健康来说是一个非常正确的决定。恢复泌乳的过程当中，妈妈不仅需要加强营养，注意休息，还需要来自丈夫、亲人给予的理解、帮助和支持。

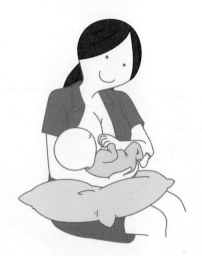

❀ 宝宝厌奶

宝宝在 4 ~ 6 个月大时，很容易出现厌奶的情况。宝宝厌奶的原因有很多种，爸爸妈妈需要认真观察，找到原因。如果妈妈喂奶的姿势让宝宝不舒服，或是妈妈返回工作岗位之前没有做好母乳喂养与人工喂养的交替，宝宝不喜欢奶粉的味道，或者身体不适等原因，都有可能造成厌奶的情况发生。

当宝宝出现厌奶的时候，妈妈不要太着急，也不要强迫宝宝吃奶。可以先给宝宝测量一下体温，排除宝宝因发热而厌奶的可能。也有的宝宝是由于患有口腔或其他疾病，如咽喉炎、鹅口疮、急性肠胃炎或急性呼吸道感染等，因为疼痛或不适而厌奶。

排除了上述情况，如果宝宝仅仅是有几天时间，对喝奶的兴趣不大，但是肢体活动、精神状况未受到影响，那么，爸爸妈妈也不必太着急。如果宝宝厌奶的情况持续时间长，且体重有所下降，则需要及时去看医生了。

❀ 宝宝对食物感兴趣

当宝宝看到爸爸妈妈吃饭的时候会表现得非常兴奋，甚至不顾一切地用小手抓食物，并将够着的食物放进嘴里，以表示对成人食物的浓厚兴趣。但是，给5个月大的宝宝正式添加辅食还早了一点，可是小宝宝眼巴巴望着爸爸妈妈在吃饭，小嘴也跟着一起蠕动的样子，真是难以让人拒绝。

这时候，爸爸妈妈可以将米粥等无味的泥糊状或半固体状食物用勺子抹在宝宝嘴边，让他/她舔一舔，以满足宝宝的好奇心。需要切记的是，这时给宝宝的食物仅是浅尝辄止，是为下个月开始的辅食添加作准备，所以，不要给得太多，且不能有咸、辣等刺激性的食物。第一次给宝宝品尝食物时，以白米粥为佳，还要仔细观察宝宝是否对新食物有不适的表现。待宝宝6个月大时，则可以按照添加辅食的原则给宝宝添加真正的辅食了。

❖ 辅食添加新旧时间的 "纠结"

有人说辅食添加从 6 个月开始，也有的人说应该从 4 个月开始。那么孰是孰非呢？

世界卫生组织（WHO）曾经组织多国医学专家，对全球不同种族、不同年龄、不同地域的母亲和婴幼儿进行了多年的科学研究，结果表明：纯母乳喂养可以满足 6 个月以内宝宝的全部营养所需。因此，世界卫生组织从 2002 年起，在全球范围内建议母亲纯母乳喂养至宝宝 6 个月，并从 6 个月开始添加辅食，以更好地促进婴儿的生长、发育和健康。我国卫生部在 2007 年发布的婴幼儿喂养策略中也指出，宝宝的辅食添加应该从 6 个月开始。这一政策的颁布，打破了我国从宝宝 4 个月开始添加辅食的传统。有了这份国际上最权威的、最科学的婴幼儿喂养方式指导，妈妈们不必再为何时添加辅食而纠结了吧？

❖ 过早添加辅食的危害

为宝宝添加辅食的最佳时机是从 6 个月开始。如果是早产儿、低出生体重儿等，由于身体的特殊性，在母乳充足的情况下，更不建议过早地添加辅食。因为过早地添加辅食，可能会给宝宝的身体造成一些危害：

◎ 增加宝宝肠道负担，引起腹泻或便秘；

◎ 减少宝宝吸吮次数，造成妈妈母乳量不足，宝宝容易出现营养摄入不均衡；

◎ 宝宝容易出现食物过敏的症状；

◎ 容易增加宝宝患肥胖的概率。

护理问答

Q：宝宝为什么会夜啼？

A：夜啼是 6 个月以下宝宝常见的一种睡眠障碍。这些宝宝在白天可以睡得很好，可一到了晚上睡觉时，就出现烦躁、哭闹或抽泣不止的情况。导致宝宝夜啼的原因有很多，饥饿、吃得太饱、睡前太兴奋、温度过高或是宝宝发热、咽痛、腹痛、皮肤湿疹等疾病情况下，都容易发生夜啼。

当发生夜啼时，爸爸妈妈应仔细观察，细心寻找宝宝夜啼的原因。在排除饥饿、尿布潮湿、室内环境不良、疾病等原因后，应注意培养宝宝良好的作息。白天可以让宝宝多些活动，晚上睡前，则不要与宝宝玩得太兴奋，养成按时起床，定时睡觉的好习惯。睡前可以给宝宝洗个澡，做些背部按摩，有助于宝宝舒适地进入梦乡。

Q：什么会引起宝宝便秘？

A：正常情况下，宝宝每天都应该解大便。如果宝宝好几天才大便一次，排便时很费劲，且排出的大便较为干燥、坚硬，有时甚至在宝宝的肛门处沾有血迹，这时宝宝就是便秘了。

饮食不当是引起便秘的最主要原因。母乳容易消化吸收，所以母乳喂养的宝宝发生便秘的情况较少。而配方奶粉的原料大多是采用鲜牛奶，其中的蛋白质不容易吸收，所以喝奶粉的宝宝便秘情况较为多见。另外，有些妈妈担心宝宝吃不饱，会将奶液冲调得过浓，或者两次喂奶之间喂哺的水分不足，也容易使宝宝发生大便干结的情况。

Q：如何缓解宝宝便秘？

A：从 3 ~ 4 个月起，妈妈就可以逐渐帮助宝宝养成每天定时排便的好习惯。为了缓解便秘，使宝宝体内积存的大便尽快排出，妈妈可以将手掌搓热，以肚脐为中心，按顺时针方向轻柔地为宝宝做腹部按摩。每次持续 5 分钟左右，每天 2 ~ 3 次。此外，宝宝日常的运动量不足也容易导致排便不畅。建议妈妈多帮宝宝做婴儿操，鼓励宝宝练习侧卧、翻身、抓拿等肢体动作，因为适量的运动可以增加宝宝的肠道蠕动，促进大便排出。

由于肥皂有润滑作用，且刺激性比开塞露要小，所以，当宝宝便秘时，日常生活中的肥皂也能派上用场。妈妈可以用手指蘸上肥皂水在宝宝肛门周边按摩，或是将肥皂削成3厘米长短、铅笔样子的小肥皂条，用水稍稍润湿后，缓缓插入宝宝的肛门内，以起到刺激宝宝排便的作用。

当宝宝的便秘情况非常严重，需要使用开塞露时，要注意将开塞露封口剪开处的毛刺修理光滑，并挤出少量药液滑润管口，以免划伤宝宝肛门部位的皮肤。使用过程中，要让宝宝保持侧卧姿势，开塞露管口插入宝宝肛门后，要用纸巾抵住肛门口，以使液体多停留一会儿，也免得弄脏衣服或床单。

Q: 宝宝需要用安抚奶嘴吗?

A: 吸吮是宝宝与生俱来的能力。但是，有的宝宝在不吃奶的时候也喜欢吸吮着妈妈的乳头，还有的宝宝喜欢津津

有味地吸吮自己的手指，这都是宝宝寻求心理安慰的表现，他/她不仅需要通过吸吮获得营养，还需要通过吸吮获得满足和快乐的感觉。

安抚奶嘴替代了妈妈的乳头和宝宝的手指，满足了宝宝的这种非营养性吮吸的需要，可以用来安抚宝宝的情绪，给宝宝更多的安全感。但是，安抚奶嘴不应过早使用，以免形成乳头错觉，影响正常的母乳喂养。

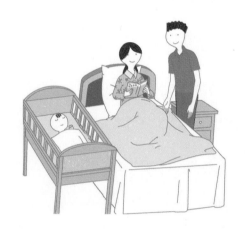

如何选择和使用安抚奶嘴?

爸爸妈妈应根据宝宝的月龄，来选择不同型号的安抚奶嘴。安抚奶嘴的材质除了要符合安全标准之外，还要柔软并有弹性拉力。另外，安抚奶嘴的形状最好与妈妈的乳头形状或者宝宝喝奶所用的奶嘴形状相吻合。

使用安抚奶嘴时，要注意及时清洗、消毒并经常检查奶嘴是否有裂纹或是密封不良，一旦发现损坏要及时为宝宝更换。通常情况下，每只奶嘴的使用不要超过60天。

口腔科医生建议宝宝使用安抚奶嘴的时间不要太长，并且最好在2岁之前"戒"掉安抚奶嘴。因为，长期使用安抚奶嘴，可能会影响宝宝上下颌骨的发育。

Q：宝宝皮肤护理有哪些注意事项？

（1）宝宝的贴身衣服、被子应选择纯棉材质，避免使用化学纤维织品；

（2）选择天然、无色素、无香料的宝宝专用清洁护肤用品；

（3）要根据季节和温度变化给宝宝穿衣，不要给宝宝穿得过多，以免排汗不良；

（4）给宝宝洗澡时，注意清洁颈部、腋窝等皮肤褶皱处；

（5）宝宝皮肤娇嫩，夏天要注意防蚊，以免蚊虫叮咬后发生皮肤感染；

（6）白天外出时，给宝宝涂上含有防晒成分的婴儿专用乳液，以免皮肤晒伤；

（7）给宝宝做抚触时，要使用润肤油并先将手掌搓热；

（8）清洗宝宝衣物时，应选用刺激性小的婴儿专用洗涤剂，并彻底漂洗干净。

Q：宝宝"户外运动"的注意事项有什么？

A：户外运动有利于身心健康。以下是户外活动对宝宝的好处和注意事项：

◎ 使宝宝开阔眼界，心情愉快；

◎ 提高宝宝的食欲，促进夜间睡眠；

◎ 增进宝宝皮肤和鼻黏膜功能，促进大脑皮层形成条件反射以改善体温调节能力；

◎ 预防感冒，增强宝宝适应外界的能力和对疾病的抵抗力；

◎ 接受适当的紫外线照射，有利于宝宝钙的吸收，预防佝偻病；

◎ 户外活动时，应选择在风和日丽的天气；

◎ 开始时，活动时间应稍短一些，待宝宝适应后，可逐渐增加时间和次数；

◎ 如果是特别寒冷的冬天，可将宝宝的小床放在太阳能照到的地方，打开窗户，让阳光照到宝宝身上，这样既能让宝宝晒到太阳，又有利于室内空气流通。

早期综合发育与潜能开发

早期综合发育

孕妇学校·教材·网络孕校·移动应用 全方位服务

✿ 运动发育

翻身是宝宝出生后的第一项大动作。从仰卧到侧卧，再从侧卧学会翻过身来，宝宝可以说是无师自通。翻身可以通过体位的变换，帮助宝宝找到一个探索世界的新视角，还可以促进运动神经和机能的发育。

一般来说，宝宝出生后三四个月便会翻身，但由于宝宝的生长发育情况存在个体差异，也有的宝宝学会翻身的时间会稍晚一些。如果宝宝5个月还不能实现双向翻身，爸爸妈妈应该特别引起注意。在排除平常锻炼少、衣服太厚行动不便等原因后，需尽快带宝宝去医院就诊，以排除发育迟缓的可能。

✿ 语言发育

宝宝可以发出连续的音节：

5个月大的宝宝好像很喜欢与大人"说话"，他/她喜欢看着大人说话时的口型，时而进行模仿。他/她可以发出连续的音节，不仅能发出辅音 b、p、d、g 等，还可以发出 ma-ma、na-na、pa-pa 等重复的连续音节。但这时发出的 ma-ma、na-na、pa-pa 是无意识的，并不代表宝宝真正能叫出"妈妈"或是"爸爸"了。

宝宝的语言发育过程是先听得懂后开口说。所以，要多与宝宝进行语言交流，或是用音乐和儿歌训练宝宝的听觉，逐步让宝宝明白成人的语言，从而鼓励宝宝发音。爸爸妈妈可以试着在宝宝的身后呼唤他/她的名字，强化宝宝听懂自己的名字与爸爸妈妈声音之间的关联。当宝宝咿咿呀呀地说话，发出笑声或者用不同的音调和音量来吸引爸爸妈妈注意时，爸爸妈妈一定要积极地回应，让宝宝感觉到自己的声音得到了重视，这样不仅有利于他/她保持愉悦的心情，还可以促进学习能力，使得语言和情感的发育得到提升。

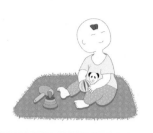

✿ 认知发育

宝宝的认知能力增强：

　　在快速成长的过程中，爸爸妈妈可以通过指认身边事物的训练，不断提高宝宝的认知能力。例如：爸爸妈妈可以指着家里的灯告诉宝宝"这是灯"、"灯亮了"，然后问宝宝"灯在哪里"，然后再指着灯帮宝宝回答"灯在这里"。经过一段时间的训练，宝宝的手－眼－脑的协调能力会得到明显的提高，在逐步记住爸爸妈妈训练的事物与语言之间关联的同时，还会明白事物之间的因果关系。

　　当宝宝躺在床上蹬被子的时候，会有意识地发现被子在动或者被子已经不在自己身上了；当宝宝摇摆手里的玩具时，会有意识地发现玩具发出了不同的声响；即使是宝宝反复将物品丢在地上，都是他/她在学习和观察。因此，爸爸妈妈要多与宝宝说话，多讲解身边的事物，逐渐增加宝宝的记忆和理解能力。

✿ 生活与交往

宝宝可以自己玩耍：

　　5个月大的宝宝，即使躺在床上的时候，也不像之前几个月那般"老实"了。在没人打扰的情况下，宝宝不仅会自己观察周围的事物，还会用手去感知身边的物体，有时还会喃喃自语，看上去忙得不亦乐乎。

　　如果给宝宝一个玩具，他/她会自己抱在怀里玩耍，一会儿像是在"研究"自己的手，一会又像是在"研究"玩具，很是乖巧可爱。开心的时候，有的宝宝还会用双脚做出"抬起－放下"的动作，发出"咚咚"的声响，像是在提醒爸爸妈妈的关注。

　　有的宝宝喜欢早起，爸爸妈妈可以在小床的旁边放上宝宝喜欢的玩具或是固定一个边缘光滑的镜子，当宝宝醒来的时候，他/她可以自己安静地玩耍。这时，妈妈不必急着去抱起宝宝，可以在一旁安静地欣赏宝宝的"演出"，因为这是锻炼宝宝自主、独立能力的好机会。但是，当宝宝哭闹不安或是有烦躁表现的时候，妈妈一定要及时地来到宝宝身边，给予安慰和爱抚。

❀ 培养宝宝的触觉

触觉，是指人的身体受到碰触的感觉刺激，有来自外界的，也有来自自身的。爸爸妈妈可以通过触觉训练，让宝宝经过手或者皮肤对物体的感觉来认识身边的事物。这种触觉刺激的认知会帮助宝宝体验到另一种喜悦，对宝宝的心智发育有很好的促进作用。

4~5个月的宝宝喜欢用手去探索，毛巾、积木、皮球、布艺玩具、纸质图书等，都可以作为训练宝宝的道具，让宝宝对不同材质、不同形状、不同硬度的物品产生不同的感受。

妈妈给宝宝洗澡、抚触或是全身按摩时，对宝宝也是一种触觉刺激。妈妈温柔的双手、温暖的流水、软软的沐浴泡沫等都可以让宝宝有不同的触觉感受。

爸爸妈妈可以多带宝宝到户外活动，在大自然中让宝宝触摸石墙、绿树、花草；在保证安全的情况下，还可以让宝宝触摸一下小狗或者小猫，让触觉给宝宝带来更多的乐趣。

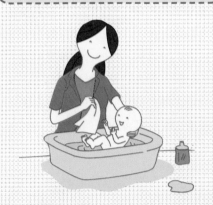

❀ 宝宝的拉坐练习

宝宝5个月大了，妈妈与宝宝的感情更加亲密，可以让宝宝开始练习坐姿，与妈妈面对面坐着，由拉坐、靠坐到逐渐让他/她练习独坐。目的是训练宝宝腰、背部的肌肉力量。

拉坐练习：宝宝在床上仰卧，妈妈轻轻拉住宝宝的手腕，慢慢将他/她拉起呈坐姿，再轻轻握住宝宝的手腕，将他/她轻轻放下。妈妈还可以一手托宝宝头部，一手握住宝宝的双手练习拉坐。拉坐练习当中，不要忘记随时表扬、鼓励宝宝的进步。练习之后，妈妈还要为宝宝进行背部放松按摩。

靠坐练习：拉坐练习熟练之后，宝宝就可以进行靠坐练习了。刚开始练习坐姿时，宝宝的身体会有些前倾。因此，建议利用家里的沙发或者摞起来的枕头给宝宝当靠背，尝试让他/她练习靠坐着。待宝宝靠坐稳定之后，再给宝宝一些玩耍的玩具。之后，可以逐渐减少背靠的东西，使宝宝慢慢学会直起腰身独坐。

✿ 宝宝弹跳直立练习

宝宝到了4～5个月，手脚的活动会越来越多，爸爸妈妈可以适当地为宝宝增加一些运动项目，弹跳直立练习就是很受专家推崇的项目之一。

练习弹跳直立时，宝宝会因为被举得高高的而欢喜不已。这项练习最好由强壮有力的爸爸来担纲执行。具体的做法是：爸爸坐着，让宝宝面对面站在自己腿上，爸爸的双手托住宝宝的腋下，然后轻轻减少双手的支撑力，宝宝的双腿就会顺势弯曲下来，小脚会蹬踩在爸爸的大腿上，爸爸再有节奏地将宝宝提起放下，利用宝宝双腿的力量在爸爸的腿上完成跳跃的动作。

弹跳直立练习可以为宝宝日后的站立和行走作好准备，既是宝宝的一个运动项目，也是一项简单易行的亲子游戏。与宝宝做这项练习时，爸爸可以在宝宝蹬腿的同时，发出"跳"的口令，通过练习让宝宝渐渐知晓"跳"与此项动作的因果关联。弹跳直立练习每天可以做2～3次，每次1～5分钟。

✿ 宝宝的益智玩具

（1）发展视力的玩具：镜子、颜色鲜明的气球、洗澡时可以入水的玩具；

（2）发展听力的玩具：哗铃棒、风铃、八音盒；

（3）发展触觉的玩具：不同质地的床头玩具、布娃娃、海滩球；

（4）挂在床头的玩具，要经常变换位置，以免宝宝长时间注视，形成斜视；

（5）玩具不可过小，或是有些可以拆除的小部件，以免宝宝误吞引起意外；

（6）带声响的玩具不可声音过大，以免造成宝宝听力障碍；

（7）绒毛玩具容易沾染粉尘和细菌，易引起宝宝过敏或生病，不建议给宝宝玩耍。

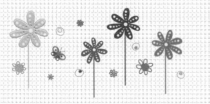

体检与疫苗

✿ 疫苗接种

5个月的宝宝需继续接种第三针的百白破疫苗。

1
如果宝宝在前两次接种时，出现过明显的不适，应在第三次接种前告诉医生，并听取医生的建议。

2
接种疫苗前妈妈需向医生如实告知宝宝最近的身体情况，如有发热、腹泻、服用药物、患有急性传染病等情况都会影响疫苗接种的成功率。

3
疫苗接种后不要马上回家，应该留下观察半小时左右，如果宝宝没有异常或不适，方可离开。

4
接种后24小时内不宜给宝宝洗澡。

5
有些宝宝可能会出现轻微的体温升高，一般不会超过38.5℃，可以给宝宝多喂母乳或者多喂水，并随时观察宝宝的体温变化。

6
如果宝宝出现剧烈的接种反应，如哭闹不止或体温超过38.5℃时，爸爸妈妈应及时带宝宝去医院就诊。

六个月
宝宝

宝宝
第六个月

半年的时间是不是快乐而又快速地过去了？宝宝从当初皱皱巴巴的"小老头"，变成了现在白白胖胖的大小伙、小姑娘。宝宝的发育爸爸妈妈看在眼里，喜在心里。

这时候的宝宝可以自如地抬头了，也变得很"调皮"哟，手里拿着玩具时就使劲地摇呀晃呀。大人逗宝宝时他/她就会咯咯地大声笑，也会好奇地模仿他/她感兴趣的动作，羞得大人也开怀大笑。

医生的话

1. 虽然很多育儿建议给出的添加辅食时间是从宝宝出生后的第4～6个月，但目前国际公认的辅食添加时间应从宝宝满6个月开始。

2. 宝宝具备了良好的头部控制能力，头部能够保持竖直、稳定的姿势，并且可以自如地抬起自己的头。

3. 宝宝似乎很容易饿，即使将两次喂奶的间隔时间缩短，仍有没吃饱的表现。

4. 宝宝对成人的食物特别感兴趣，在家人吃东西时，宝宝的眼睛会一直盯着看，甚至发出声音或是模仿，并不停地流口水。

5. 用舌头把食物推出的动作叫作"推舌反射"。如果宝宝的"推舌反射"逐步消失，开始控制舌头把食物留在嘴里咀嚼并吞咽下去，说明宝宝作好了接受辅食的准备。

6. 爸爸妈妈不要在宝宝还没有作好准备的时候为宝宝添加辅食，以免发生过敏或者因辅食难以消化而增加腹泻的风险。

7. 这个月，宝宝需要接种最后一针乙肝疫苗。

8. 爸爸妈妈还要带宝宝进行体格检查，以及生长发育监测和心理行为发育评估。如体检中发现有营养不良、贫血或佝偻病等情况，应及时在医生指导下进行治疗。

生活指南

♥ 出牙时期，个别宝宝会出现低热、流口水、睡眠不安、烦躁等情况，这些都属正常，爸爸妈妈可以给宝宝选择一些能够缓解牙床不适的食物或用品。

♥ 如果宝宝出现"吸吮手指"的行为，没有必要过多阻止宝宝，但要注意经常给宝宝洗手。

♥ 可以购买一些安全卫生的玩具并适当允许宝宝将玩具放到嘴里，这样有利于宝宝感知能力的发展。

♥ 6月龄的宝宝需要添加辅食了，强化铁的米粉是宝宝辅食添加的首选，之后可以再逐渐添加粥、菜泥、果泥等辅食品种。

♥ 这个时期要注意宝宝的口腔卫生。在饭后及睡觉前，可以让宝宝喝点白开水，起到清洁口腔内残留食物、保护乳牙的作用。

♥ 宝宝虽小，但现在可以用情绪表达自己的感受，爸爸妈妈要注意宝宝的情绪表达，培养宝宝形成良好的性格。

♥ 爸爸妈妈要多与宝宝交流，不要因为宝宝不会说话就总是让他/她独自玩耍，要多与宝宝做一些可以促进其早期综合发育的训练游戏。

爸爸的任务

眼看着宝宝一天天长大，每天都会有令人惊喜的"新节目"出现。宝宝的嘴里每天发出咿咿呀呀、嘀里嘟噜的声音，个别宝宝还会发出"papa"或者"mama"的音节，爸爸的喜悦之情真是难以言表。

当宝宝睁大眼睛并张开手臂时，这表示他/她渴望和你一起玩耍，一定不要拒绝宝宝主动提出游戏的邀请。爸爸可以找一只手环，与宝宝一同玩拉扯游戏。游戏中，爸爸牵拉手环的力量可以逐渐增大，以增加游戏的难度，这时候宝宝想要取回手环就需要更大的力气，这种练习可以很好地锻炼宝宝的手部和臂部力量。

玩具是爸爸与宝宝交流的重要工具。与宝宝一起玩玩具时，爸爸不可粗心大意，除了注意宝宝周围是否有过小的物件之外，还要检查玩具上是否有可拆除的零部件或是脱落的线绳，以免在爸爸不注意时，宝宝误服入口中，出现意外。

1 发育状况

■ 宝宝的发育

□ 目光可随着物体上下移动

□ 对自己感兴趣的物品，会注视一会儿

□ 能控制自己声音的大小、快慢

□ 能用双手向前撑住独坐

□ 大人扶着站立时，两腿会做跳的动作

□ 可分辨出愉快、惊讶、恐惧的表情

□ 玩具可以从一手递到另一手

异常情况

◎ 宝宝不会大笑

◎ 不会主动拿物品

◎ 对照顾他／她的人漠不关心

如果6月龄的宝宝发现以上情况，需要找专业医生检查。

■ 不适症状

时间： _____   月龄： _____

不适症状： _____

_____

医生建议： _____

_____

■ 请教医生的问题

问题： _____

_____

医生建议： _____

_____

问题： _____

_____

医生建议： _____

_____

❤2 喂养记录

■ 喂养方式：

　　□ 纯母乳喂养　□ 混合喂养　□ 人工喂养　□ 添加辅食

■ 喂养具体情况：＿＿＿＿＿＿＿＿＿＿＿＿＿＿＿＿＿＿＿＿

　　＿＿＿＿＿＿＿＿＿＿＿＿＿＿＿＿＿＿＿＿＿＿＿＿＿＿＿

　　＿＿＿＿＿＿＿＿＿＿＿＿＿＿＿＿＿＿＿＿＿＿＿＿＿＿＿

■ 补充说明：

妈妈饮食特别记录	
添加辅食情况	
营养补充剂	
用药情况	
其他	

❤3 就诊记录

时间：_____　　　　身高：_____

体重：_____　　　　头围：_____

就诊原因：_____

_____

_____

_____

时间：_____　　　　身高：_____

体重：_____　　　　头围：_____

就诊原因：_____

_____

_____

_____

4 体检和疫苗

体检

第二次健康检查

宝宝 6 个月

检查日期：＿＿＿＿＿＿＿＿＿＿

医生说：＿＿＿＿＿＿＿＿＿＿＿

＿＿＿＿＿＿＿＿＿＿＿＿＿＿＿＿

＿＿＿＿＿＿＿＿＿＿＿＿＿＿＿＿

疫苗一

乙肝疫苗　第三针

接种日期：＿＿＿＿＿＿＿＿

疫苗二

流脑疫苗

接种日期：＿＿＿＿＿＿＿＿

温馨提示

接种后 24 小时之内接种部位不要沾水，以免发生感染。

5 给宝宝的话

■ 妈妈的话

■ 爸爸的话

■ 心情随笔

6 照片

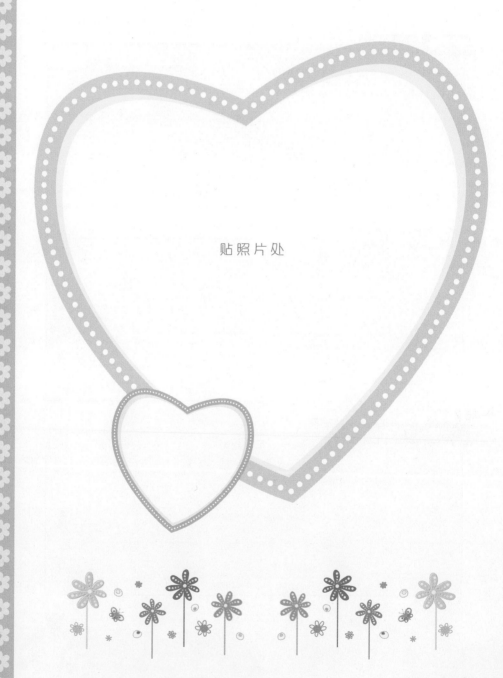

贴照片处

百科词条

微量元素： 微量元素非常少量地存在于人体内，主要包括如碘、锌、铁、硒、铜、钼、钴等。微量元素在人体内起到构成和参与代谢的作用，维持人体正常的生理功能。

贫血： 贫血是指外周血中单位容积内的红细胞数或血红蛋白量低于正常。婴儿和儿童的红细胞数和血红蛋白量随年龄不同而有差异。6个月以下的宝宝由于生理性贫血等因素，血红蛋白值变化较大。我国小儿血液会议暂定：血红蛋白在新生儿期小于145g/L，1～4个月时小于90g/L，4～6个月时小于100g/L者为贫血。6个月～6岁的宝宝其血红蛋白的底线值为110g/L。

缺铁性贫血： 缺铁性贫血是由于体内铁缺乏导致血红蛋白合成减少所致。新生儿从母体获取的铁一般能满足4～6个月之需。之后，随着其快速的生长发育，应及时在辅食中补充铁质，以减少缺铁性贫血的发生。

蛋白质—能量营养不良： 蛋白质—能量营养不良是由于缺乏能量和（或）蛋白质所致的一种营养缺乏性疾病，常见于3岁以下婴幼儿。通常发生这种情况时，宝宝体重不增加，皮下脂肪减少，外形瘦弱，甚至出现皮下水肿以及伴有各器官系统的功能紊乱。

营养过剩： 当机体摄入的能量远远超过机体所消耗的能量时，太多的能量以脂肪形态储备在体内，则会出现营养过剩的表现。营养过剩往往会造成小儿单纯性肥胖，甘油三酯、胆固醇增高等病症。合理安排宝宝作息，均衡营养，避免过度喂养，每天适量运动是预防宝宝营养过剩的重要措施。

更多学习请登录快乐孕育孕妇学校
www.kuaileyunyu.com

宝宝身体指标

　　宝宝在这阶段的身高、体重、头围、牙齿等都会有明显的变化。尽管如此，爸爸妈妈也不必每天都给宝宝测量，一个月测量一次就足够了。对于宝宝的生长发育变化，不可以完全局限于这些数字，需要根据宝宝的具体情况来作综合判断。

平均身长：
约为68.4厘米（男）/
66.8厘米（女）

平均头围：
约为43.6厘米（男）/
42.4厘米（女）

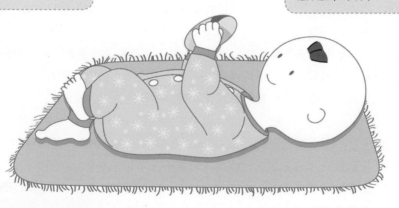

平均体重：
约为8.41千克（男）/
7.77千克（女）

数据源于卫生部2009年《中国
7岁以下儿童生长发育参照标准》

我的宝宝　　身长：＿＿厘米　体重：＿＿千克　头围：＿＿厘米

发育里程碑

语言发育

6个月的宝宝能听懂自己的名字，能控制自己声音的大小、快慢。个别宝宝能够发出"papa"、"mama"的声音，但这还并不是真正会叫爸爸妈妈了。

视觉发育

6个月的宝宝目光可随着物体上下移动，此时的视觉要比以往更加敏锐。对自己感兴趣的物品，会注视一会儿。

运动发育

6个月的宝宝能用双手向前撑住独坐，用手摇玩具。

情感发育

对陌生人的不同面部表情能做出不同反应，可分辨出愉快、惊讶、恐惧的表情。

营养与喂养

开始添加辅食

❀ 6 个月之后，母乳喂养依然重要

母乳是婴儿最富营养的、天然的食物。正常情况下，母乳可以满足 6 个月以下宝宝所需的全部营养。从 6 个月到 12 个月，母乳仍然可以满足宝宝营养需求的一半以上，从 12 个月到 24 个月，母乳也至少可以提供宝宝所需营养的三分之一。

为了宝宝的健康成长，6 个月之后仍需坚持母乳喂养。这样不仅有助于增强宝宝的抵抗力，减少疾病发生，还可以促进儿童的心理发育。

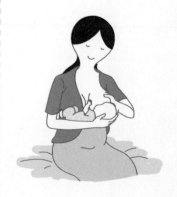

❀ 辅食添加是宝宝探索世界的尝试

6 个月前后，多数宝宝开始萌出乳牙，胃容量也逐渐增大，消化器官逐步发育成熟，下颚和舌头也能够将食物送到嘴巴深处并且开始咀嚼和吞咽，同时分泌出一些帮助消化食物的酶，这些都说明宝宝已经具备了消化、吸收半固体食物的能力，需要给宝宝添加母乳或是配方奶之外的辅食了。

辅食添加的过程中，宝宝的眼、耳、鼻、舌等器官，视、听、嗅、味、触等感觉都受到刺激，不同颜色、形态的辅食，刺激了宝宝对色彩和形状的认知；不同味道的食物会提供给宝宝不同食物气味的体验；宝宝用嘴触及不同质地的食物，感受到了食物的软（香蕉）和硬（饼干）。因此，我们也将体验辅食称作是宝宝探索世界的尝试。

❀ 辅食添加的原则

1 添加辅食时应遵循从少到多、由稀到稠、由细到粗、由一种到多种，循序渐进的原则。

2 添加的顺序，首先应从谷类食物开始，如米粉，其次是添加菜泥、果泥，之后是蛋黄和肉泥。

3 宝宝满6个月后，需要补充一些非乳类食品来满足身体生长所需，包括果汁、米粉、蛋黄、果泥、菜泥、肉泥等。

4 宝宝辅食的稀稠程度，并不是像汤汁那样可以在勺子上流淌，而是以食物在勺子上可以挂得住并且滴不下来的程度为宜。

5 宝宝的食物要少糖，且不要放盐、酱油、味精等调味品。刚开始时，可先喂辅食后喂奶，待宝宝习惯辅食之后，也可先喂奶后加辅食。

6 在辅食添加阶段，还要注意观察宝宝的大便，及时了解宝宝的消化情况，若出现腹泻等胃肠道不适反应，可根据具体情况减少或暂停辅食。

❀ 第一次喂哺辅食

第一次给宝宝喂哺辅食，妈妈需要花费一些时间和耐心，学习新的喂养技巧：

（1）　为宝宝准备好少量的食物；

（2）　用微笑的表情和鼓励的话语与宝宝交流，营造愉悦的进食环境；

163

（3） 让宝宝稳稳地坐在妈妈大腿上或是专门的婴儿椅上；

（4） 用软质的勺子把少量食物放在宝宝嘴唇之间；

（5） 不要将勺子用力往宝宝嘴里塞；

（6） 如果宝宝把食物吐出来，不要着急，试着再喂一勺；

（7） 每喂一勺，应给宝宝留下足够咀嚼和吞咽的时间；

（8） 不必在意宝宝把食物留在嘴巴上或是弄到脸上，这都是正常的；

（9） 把头转开，闭上嘴巴或把身子移开，是宝宝吃饱了的表现。

❀ 辅食添加要防止过敏

6个月大的宝宝，应该开始添加辅食了。但由于此时宝宝的免疫系统尚未发育完善，在添加辅食的过程中，有时宝宝会出现流鼻涕、眼睛发痒、湿疹或拉肚子等一些过敏症状。如果有对某些食物过敏的家族史，宝宝更容易出现食物过敏的现象。通常情况下，月龄越小，这种情况的发生概率也会越高一些。

这时，即便宝宝对成人食物的兴趣很浓，爸爸妈妈也仅是可以给宝宝品尝一点其他食物的味道，还不适宜进入正式的辅食添加阶段。由于食物中的蛋白质是比较容易引发过敏的物质，所以，要尽量避免给宝宝尝试含有鲜牛奶、蜂蜜、鸡蛋清、小麦、花生、柑橘、贝壳之类可能引发过敏反应的食物。

当然，随着宝宝的免疫系统不断发育成熟，宝宝对这些过敏源可以逐步适应，这些食物也照样可以成为宝宝的美食，只不过时间要稍晚一点。

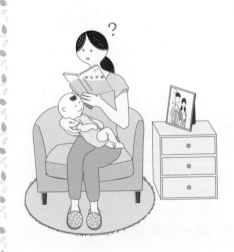

❀ 给宝宝多喝水

混合喂养的宝宝，从出生开始就要喝水，而母乳喂养的宝宝在添加辅食之后也要开始养成每天喝水的习惯。体内的营养物质需要通过水运送到各个部位，体内的废物也需要通过水排出到体外以完成新陈代谢，同时水还具有调节体温的作用。所以，随着宝宝每天的食物品种增多，活动量增大，及时补水尤为重要。

喝白开水是宝宝最好的补水方式。开始时可以用小勺子一点点喂，慢慢便可以鼓励宝宝使用饮杯自己喝水。有些宝宝对白开水有抵触，这时，蔬菜水和果汁也成为很多妈妈的选择。可以为宝宝自制一些胡萝卜水或苹果水。如果是市面上购买的瓶装果汁，可以适当稀释后喂给宝宝，避免过甜过浓。当夏季到来时，还可以煮一些清淡的绿豆汤、冬瓜汤、乌梅汁等，在补水的同时，还可以帮助宝宝防暑。

❀ 不要把食物嚼碎了再喂给宝宝

过去的喂养传统中，家长喜欢将嚼碎的饭菜喂给宝宝吃，并认为这样有助于宝宝的消化与吸收。其实，这是完全错误的喂养方式。被人咀嚼后的食物，不仅色、香、味已经被破坏，而且还会影响宝宝对食物的欲望。

成年人抵抗力强，口腔中虽带有病菌也不至于发病。但是宝宝年龄小，抵抗力弱，一旦病菌传染给宝宝，则会有导致他/她感染上呼吸道或者消化道疾病的风险。另外，成年人替宝宝嚼碎食物，会减少宝宝锻炼咀嚼食物的机会，从而影响宝宝口腔消化液分泌功能。而咀嚼的过程，恰恰是有促进面部骨骼发育，语言发育，刺激牙齿生长，增进食物消化吸收以及提高食欲的效果。

当宝宝自己咀嚼食物时，口腔内的唾液分泌会随着咀嚼而增加，能更好地润滑食物，有助于吞咽更加顺利地进行。为了宝宝养成良好的进食习惯，请爸爸妈妈不要将食物嚼碎了再喂给宝宝。

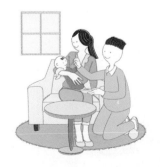

✿ 不同月龄宝宝的辅食添加推荐量

年龄	食物质地	喂养次数	每餐辅食的量
满6个月开始添加辅食	稠粥、糊状的食物	每日2次 （上、下午各一次）	2～3勺
到8个月大时	稠粥、糊状的食物	每日3次（早、中、晚）	每餐逐渐增加到2/3碗

✿ 辅食制作

米 糊

　　6个月的宝宝唾液淀粉酶已经发育成熟，强化铁的米粉是辅食添加的首选。不仅可以训练宝宝的咀嚼能力，还有助于预防宝宝缺铁性贫血的发生。

材　料：米粉、配方奶或母乳

制作方法：

（1）按米粉产品说明，将配方奶或母乳与之调配，用勺子搅拌调成糊状。如果是含奶米粉，可以直接用温水冲调；

（2）在宝宝接受了纯米粉、奶米粉之后，也可以尝试用菜汁、果汁、米汤冲调米粉。

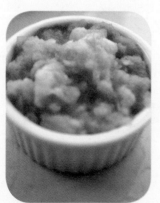

苹 果 泥

　　含有丰富的维生素以及其他营养物质，口感香甜，是宝宝喜欢的食物之一。

材　料：苹果

制作方法：

（1）苹果切半，用勺子刮成泥；

（2）也可将苹果去皮、切片，放在搅拌机里，搅成果泥。

护理问答

Q：宝宝的出牙应如何护理？

A：4～10个月是宝宝的出牙期，大多数宝宝会在6～7个月之间萌出第一颗乳牙，通常先是下面中间的两颗门牙，然后是上面的4颗门牙。出牙阶段，宝宝容易显露出来的征兆有烦躁、流口水、牙龈红肿或发白等。有的宝宝喜欢咬东西，个别宝宝会出现轻微咳嗽、疼痛等症状。这些都是出牙引起的正常现象，爸爸妈妈不必着急。

为帮助乳牙更好萌出，缓解牙龈因出牙而产生的不适，同时也锻炼牙龈的坚固性，爸爸妈妈可以给宝宝提供磨牙棒或者牙胶之类的物品，减少出牙期间的不适。需要注意的是给宝宝使用的磨牙棒、牙胶等物品，不仅要注意材质安全，还要注意清洁卫生。

从乳牙萌出开始，爸爸妈妈就要重视宝宝口腔的清洁工作。妈妈可以每天用消过毒的纱布蘸清水，轻轻擦拭宝宝牙床；哺喂配方奶的宝宝在喂奶之后，最好喝少量白水清洗口腔。

Q：宝宝应不应该独睡？

A：宝宝最好不要与爸爸妈妈同睡一张床，应从小养成独自睡觉的习惯。这样可以避免宝宝呼吸到污浊的空气，还可以避免将成人被褥上的细菌传染给宝宝。切不可以让宝宝睡在爸爸妈妈中间，以免熟睡中的大人翻身压到宝宝。

婴儿床最好放在爸爸妈妈的大床旁边，可以将婴儿床的一侧护栏放开贴近大床的边缘。这样，宝宝跟爸爸妈妈在一个屋子睡觉，既方便照顾，又能增加宝宝的安全感，也助于培养宝宝的独立性。睡前，可以给宝宝放一点轻柔的音乐或是妈妈低声哼唱催眠曲，轻轻拍着宝宝，让宝宝慢慢知道在小床里听音乐，享受妈妈的爱抚，就是到了应该睡觉的时间。

宝宝养成了独睡的习惯之后，可以逐渐过渡到与爸爸妈妈分房睡。但具体的时间因人而异，有的宝宝1、2岁就可以适应，但也有的宝宝则需要等到更大一些。

Q：如何解读宝宝不同情绪？

A：哭与笑是人类表达内心变化最简单、最直接的方式，人类情绪的好坏往往以此来体现。宝宝虽小，但他／她的表达亦是如此，而且情绪变化较成人而言，更真实、更易变。

宝宝情绪的好坏与生理需求是否得到满足有直接关系。当宝宝饿了、尿了、不舒服或是需要爱抚时，就会以哭闹的方式告知爸爸妈妈；如果宝宝吃饱了、洗完澡或是玩得开心时，就会流露出满足和愉悦的表情，甚至是以手舞足蹈来表达自己的开心。因此，爸爸妈妈要注意宝宝的情绪表达，及时发现宝宝哭声背后隐藏的需求，不要因忽视宝宝的正当需求而使得宝宝哭闹。此外，爸爸妈妈可以通过游戏或日常生活中的语言和行为，对容易哭闹的宝宝进行更多爱抚，进而疏导宝宝的"坏情绪"，培养宝宝形成良好的性格。

Q：更换看护人对宝宝有影响吗？

A：宝宝虽小，但已经有了情感和情绪的表达。

与看护人朝夕相处，宝宝渐渐熟悉了看护人的味道、声音、拥抱和爱抚，会对看护人产生情感依赖，也因获得了安全感而情绪愉悦。这一阶段的宝宝虽然喜欢接受新事物，但并不愿意熟悉的看护人离开自己。就像宝宝离不开妈妈一样，由于陌生人无法在短时间内给予宝宝所需要的那些熟悉的东西，所以，最好不要频繁地变换宝宝的看护人，以免宝宝因失去熟悉的陪伴而缺乏安全感，甚至引起情绪波动，出现不爱吃饭、哭闹、不安、生病等情况。

如果不得已要为宝宝更换看护人，

宝宝睡觉有呼噜声是正常的吗？

小宝宝睡觉时偶尔也会打呼噜。引起宝宝打呼噜的原因有很多，宝宝扁桃体和腺样体增生肥大，或者宝宝的鼻子堵塞、张着口呼吸，会引起宝宝打呼噜。还有，如果宝宝白天太过疲惫，也容易引起打呼噜。再有就是与睡眠时的体位有关。适当变换体位或是调低枕头之后，宝宝的舌头就不至于过度后垂而阻挡呼吸通道，宝宝的呼吸顺畅了，呼噜声也会随后消失。这时，妈妈不需要过多担心。

从表面上看，打呼噜好像对宝宝的身体健康没有什么大碍。但是，长期打呼噜会引发宝宝营养不良、耳疾、甚至智力下降、呼吸骤停等严重后果。所以，如果宝宝持续打呼噜，妈妈一定要重视并带宝宝到医院咨询医生，以便及时采取相应的治疗措施。

最好提前一些时间，做好"新老交替"，让宝宝有个过渡和适应的过程。同时，新的看护人要尽快熟悉宝宝的生活习惯和爱好，尽可能不要打乱宝宝的生活秩序，确保宝宝的心情不受到影响。

Q：如何应对宝宝生病？

A：尽管每日小心翼翼地呵护着宝宝，但是，宝宝生病仍是不可避免的事情。宝宝生病的时候，喂养和护理需要耐心、细致，尤其是用药更不能出任何差错。所以，爸爸妈妈需要准备一个专用的笔记本，记下宝宝生病的时间、病因和护理情况。如果需要服用医生开出的药物，还需要记下药品的名称、服用时间和服用剂量。这一点对于没有育儿经验的爸爸妈妈来说，非常重要。

在宝宝的病情记录本上，可以将宝宝的体温、吃奶、喝水、喂药、大小便等情况以表格形式列出，以便爸爸妈妈或者是其他看护人随时根据宝宝的情况进行一一记录。这样做，不仅利于观察宝宝的饮食、体温、大小便等变化，还可以防止在慌忙中重复喂宝宝吃药的情况发生。

> 如果宝宝的病情严重，到医院就诊时，爸爸妈妈可以带上宝宝的病情记录本，将宝宝在家的护理及用药情况及时向医生反映，利于帮助医生快速、准确地为宝宝进行诊疗。

Q：宝宝外出的穿着应注意什么？

A：给宝宝穿外衣之前，一定要先穿柔软的棉质内衣。因为内衣不仅吸汗，还可以让空气保留在皮肤周围，保持体表热量，使宝宝不易受凉。如果天气寒冷，还要在内衣之外给宝宝穿上柔软且保暖功能好的毛衣毛裤。有的毛线衣裤容易掉色或是掉毛，不适合宝宝穿着。

柔软、轻薄、宽松且穿脱方便的棉服具有很好的御寒保暖效果，很适合小宝宝穿着。穿之前，要将衣领位置的标签拆掉，以免划伤宝宝。宝宝衣服的袖口和裤脚不要过紧，且不要有纽扣、丝带之类的装饰。

宝宝外出时，最好穿着纸尿裤，再带上几片备用装。这样做一来比较方便，二来也很卫生。宝宝的手脚一定要保暖，所以，要给宝宝选择纯棉质地、薄厚适宜且透气性好的袜子。袜口不可过紧，穿袜子前，要将袜子翻过来检查里面是否有残留的线头，以免缠住宝宝的脚趾。

宝宝外出的衣服、包被应单独存放、单独清洗，不要与大人的衣物混放或者混洗。

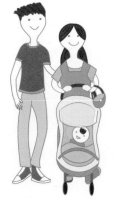

早期综合发育与潜能开发

早期综合发育

✿ 运动发育

提高宝宝的手指能力

6个月宝宝的手指肌肉开始发育，手指间可以相互配合完成任务。宝宝自己躺在床上的时候，会一边观察自己的手指，一边玩耍得津津有味。看到感兴趣的东西时，宝宝会伸手去抓、拿、拽，并不停地晃动、挥舞。这时期的宝宝对撕纸很感兴趣，一张面巾纸在宝宝的手上，会被随意地拉、扯、撕、拽。此外，大拇指与其他手指的配合使得手中的物品握得更牢，玩玩具的时候，宝宝会用力地敲打、拍击玩具，或是以丢掉的方式来尝试不同的玩法。

此时爸爸妈妈要做的是通过玩具和游戏，让宝宝的手尽量摸到更多不同材质、不同粗细、不同大小、不同温度、不同软硬的物体，锻炼宝宝手指的灵活度并对身边事物有更多的体验。此外，爸爸妈妈还可以教宝宝做手指操，以帮助他/她的手指发育。

✿ 语言发育

宝宝会"听话"了

快半岁的宝宝，还不会说话，但他/她慢慢地能听懂很多话，这对宝宝日后开口说话有着重要作用。爸爸妈妈多次重复某个词语并与实物联系起来时，宝宝就会逐渐理解这个词语的意思，并建立起与之对应的反应。经常叫宝宝的名字，他/她会对自己的名字很熟悉，一听到名字就会马上抬头或者转头寻找声音的来源。爸爸妈妈要及时地给予表扬和鼓励，宝宝会有满足感和成就感，进而增强对语言的理解。

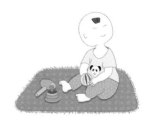

❀ 认知发育

宝宝可以感知其他人的情绪

宝宝虽小，认知能力极为有限，但他/她与成年人一样，也具有复杂的情绪，尤其在分辨爸爸妈妈语气和面部表情、读懂成年人传递出来的情绪方面，已经是个小行家了。

一些研究资料表明，感知其他人的情绪是宝宝与生俱来的本领。从新生儿阶段开始，当宝宝听到别的宝宝哭时，他/她也会跟着一起哭。到了6个月时候，如果爸爸妈妈抱着布娃娃或者别的宝宝时，宝宝会因自己"失宠"而生气或是大哭起来；当爸爸妈妈面无表情或情绪沮丧时，宝宝也会"小心"地看着他们，不敢发出任何声响。

为了从小培养良好的性格，爸爸妈妈应在宝宝面前多展现正面的情绪，让宝宝生活在愉快、轻松、温馨的家庭氛围中。如果爸爸妈妈生气或情绪激动时，应注意掩饰自己，不在宝宝面前高声说话，以免吵嚷的生活环境影响宝宝的情绪发展。

❀ 生活与交往

宝宝开始有"认生"的表现

6个月的宝宝开始有"认生"的表现，比如有一定的警惕心理，已经能识别熟人和陌生人的面孔。在家里，宝宝能分清爸爸、妈妈、爷爷和奶奶或者姥爷和姥姥。在外面，宝宝能分清亲人和陌生人。如果妈妈和其他人站在一起，宝宝能在这群人中准确无误地找到妈妈，并会开心地笑，主动求抱，跟妈妈"说话"。

当陌生人要抱宝宝的时候，宝宝起初会盯着陌生人看，随后可能会表现出躲闪或是哭闹，有的宝宝还会因紧张或焦虑而剧烈挣扎。这些表现与宝宝的性格也有关系，有些宝宝的社交活动较多，适应了陌生人的问候，也就不会有太多"认生"的表现。

"认生"是宝宝成长过程中的一个必经阶段，也是认识周围事物的一个过程。虽然宝宝认生期的各种表现会让爸爸妈妈感到棘手，但这是宝宝的认知进入了一个新的里程，而随着月龄的增长，认生表现会慢慢改善。

✿ 开发宝宝的社交行为和情感能力

6个月左右的宝宝开始喜欢在家人的带领下与外界打交道。如果爸爸妈妈伸出手，宝宝也会伸手与爸爸妈妈的手握在一起，或者拉扯爸爸妈妈的手指。如果有人叫宝宝的名字，他/她会扭头寻找。在人多的环境里，宝宝还会表现得非常兴奋，有时还会通过大声尖叫或是扔东西的方式吸引家人的注意。

这个阶段的宝宝最喜欢和大人玩藏猫猫的游戏。爸爸妈妈只需要稍稍扭转身体，躲在宝宝看不见的地方，或者用双手挡住脸，宝宝就会伸出脑袋四处寻找，当爸爸妈妈迅速出现时，宝宝会非常开心，发出"咯咯"的笑声，并且乐此不疲。

藏猫猫是一项益智游戏，不仅可以创造欢乐的家庭氛围，还可以帮助宝宝锻炼注意力和记忆力，促进情感发育。虽说这个阶段的宝宝还不懂得与其他宝宝如何进行沟通交流，但是爸爸妈妈还需要多带他/她参加社区活动，创造宝宝与同龄宝宝和陌生人接触的机会，减少"认生"，逐渐提升宝宝的参与和适应能力。

✿ 重视宝宝体格锻炼

适当的体格锻炼有助于宝宝新陈代谢，增强抵抗力，促进体力与智力的发展。6个月的宝宝能够抬头、翻身，但还很难完成主动的全身体格锻炼，需要爸爸妈妈以游戏的形式为宝宝提供锻炼机会。适合6月龄宝宝的体格锻炼活动有：

户外活动 在条件允许的情况下，要坚持让宝宝晒晒太阳，呼吸新鲜空气，进行"日光浴"。"日光浴"时，既要注意给宝宝保暖，还要尽可能把宝宝的皮肤暴露在空气中，以促进皮肤合成维生素D，促进钙的吸收。每天进行1~2次，每次10~15分钟，如果宝宝非常适应，可逐步延长户外活动时间。

皮肤锻炼 抚触、温水浴、擦浴等是有利于宝宝循环、消化、呼吸和肌肉放松的锻炼活动，同时还可以与宝宝进行情感交流。舒服地躺在浴盆里进行温水浴，对于宝宝而言，是一件很享受的事情。抚触可每天早晚各一次，每次10~15分钟。

被动体操 在宝宝清醒且精神愉悦的状态下，爸爸妈妈可以为宝宝进行被动操，每天1~2次，通过手臂、腿部的肢体锻炼，可以促进宝宝大运动的发展、改善血液循环。

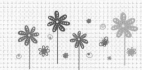

自主运动 6个月的宝宝已经可以熟练地抬头、翻身。家人可以用玩具吸引宝宝，练习左右翻身的动作；能够独坐一会儿的宝宝，可以教他/她在坐着的时间里做拍手的动作；个别宝宝在家人的帮助下，还能尝试着爬行。进行此类活动时，爸爸妈妈要看宝宝的适应情况，时间不宜太长。

✿ 和宝宝一起玩游戏

游戏是促进宝宝智力发育的好老师。宝宝对事物的认知，很多都来源于和爸爸妈妈一起玩耍的游戏。6个月宝宝的视觉、听觉能力都在继续发展，爸爸妈妈可以和宝宝玩一些互动类，且助于促进感官能力提升的游戏，以帮助宝宝的认知能力迅速提高。例如，爸爸妈妈用手臂帮助宝宝在床上做前后、左右翻滚的动作，来锻炼宝宝小脑的平衡能力；还可以玩"听声寻人"的游戏，妈妈在宝宝身后问"妈妈在哪儿呢"，让宝宝寻着声音把头转向自己。如果宝宝没有做出反应，妈妈可以自己转到宝宝面前，说："妈妈在这呢"，这样做可以反复强化宝宝对语言的理解能力。

此外，结合宝宝精细动作的发育，可以玩一些需要手指精细动作来完成的游戏以锻炼宝宝脑—手—眼的协调能力，比如给宝宝一些小巧、容易抓握的物品，鼓励他/她反复抓起、放下、换手。抚触或是体操时，可以教给宝宝身体各部位的名称，陪宝宝玩"指认身体部位"的游戏，通过多次的语言与动作结合，既为宝宝进行了肢体运动的锻炼，同时，也帮助宝宝更多地记忆和理解词汇。

✿ 训练宝宝"坐得住"

虽然，宝宝通常在7个月时才能独坐，但是妈妈可以从6个月时开始训练宝宝坐着的本领。训练时，先让宝宝坐在妈妈腿上，后背靠在妈妈身上，然后把玩具放在宝宝面前，吸引他/她的注意力。当宝宝试图用手拿玩具时，他/她的身体往往会前倾，这时，妈妈不需要干涉宝宝的动作，用双臂帮助宝宝控制身体的平衡即可。当宝宝拿到玩具之后，妈妈可以再重复这样的动作，帮助宝宝慢慢学会控制自我的身体平衡，凭借自己头和上身的力量坐稳。

宝宝坐着的时候，视野更加开阔，活动范围也随之扩大。如果坐得稳，宝宝的身体可以任由自己控制并活动自如，宝宝也会因自己坐起来了而产生成就感。不过，宝宝在练习独坐的时候，一定要有大人看护，以防止宝宝因身体的不平衡而跌倒摔伤。此外，宝宝练习独坐的时间不宜太长，刚开始时，可由每次1分钟左右练起，逐渐增至3~5分钟，但每天可以练习多次。

体检与疫苗

❀ 宝宝体检

　　按照婴儿健康管理规定，爸爸妈妈要带 6 个月的宝宝到乡镇卫生院或社区卫生服务中心进行第二次健康检查，检查的项目主要包括问诊、体格测量、体格检查、生长发育和心理行为评估、实验室及其他辅助检查等。

　　在本次体检中，医生会通过问诊来了解宝宝的喂养方式，食物转换（辅食添加）情况，营养素补充剂的添加情况，宝宝既往体格生长以及睡眠状况，大小便情况，药物、食物等过敏情况，以及两次健康检查之间患病情况。此外，还会帮宝宝测量体重、身长和头围，进行体格检查和心理行为发育监测。这次体检中，宝宝要进行一次血常规检查，也可选择做微量元素检测。医生还会继续为宝宝进行听力筛查和视力筛查，以便全面了解宝宝的发育情况。

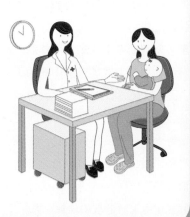

❀ 疫苗接种

　　6 个月的宝宝要按时接种第三针乙肝疫苗和流脑疫苗（流行性脑脊髓膜炎疫苗）。如刚好有发热、过敏、急慢性疾病的宝宝，在接种乙肝疫苗之前，一定要告知医生，以便帮助医生判断能否准时接种。乙肝疫苗接种完后，不要马上离开，最好在疫苗接种地观察半小时以上，以便查看宝宝有无不良反应。

　　个别宝宝在接种后会出现发热或局部疼痛，一般 1～2 天之后可以自行缓解，不需要进行特殊处理。需要注意的是，接种后 24 小时之内接种部位不要沾水，以免发生感染。

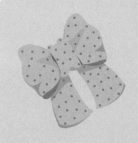

七个月宝宝

爸爸妈妈的胳膊上是不是常常出现两个小牙印呢？这时候的宝宝一般会长齐两颗小牙，而且喜欢尝试着咬咬东西。看着宝宝那淘气的样子，爸爸妈妈的心里就别提有多美了呢！

宝宝越来越喜欢黏着妈妈了，一时一刻也不愿意离开，要不然就会急得大喊大叫。当宝宝听到夸奖时就会露出得意的笑容，当他/她听到责备时，就会摆出懊恼的小模样呢。

医 生 的 话

1. 这个月龄的宝宝对辅食尚不能完全接受，有些可能会出现过敏、腹泻等情况。

2. 添加辅食后，家人要格外注意宝宝身高、体重的增长以及大小便的情况等。

3. 若添加辅食后，宝宝出现不适状况，则应暂停添加，继续保持母乳或配方奶喂养，待宝宝恢复正常后再逐步添加辅食。

4. 一般情况下，7个月的宝宝已经长出两颗牙齿。

5. 这个月龄的宝宝可以翻身、独坐，两只手交换着玩弄手上的玩具。

6. 宝宝的情感表达本领越来越强，懂得适时地表现开心和生气的情绪。

7. 6个月以后宝宝缺铁性贫血的发生率较高，所以给宝宝添加辅食时最好从强化铁的配方米粉开始。

8. 预防性补铁以食补为佳，不推荐用铁剂补充。如果宝宝已经发生贫血，则应及时就诊，在医生指导下进行治疗。

生 活 指 南

♥ 爸爸妈妈应培养宝宝良好的进食习惯。不仅要给宝宝一个良好的进食环境，还应注意吃饭时不逗宝宝笑，不分散宝宝的注意力，鼓励宝宝主动进食。

♥ 对于辅食添加不顺利的宝宝，爸爸妈妈一定要有耐心，可以在每次喂奶前先喂 1 ~ 2 口糊状食物，逐步过渡到在两顿奶之间添加辅食。

♥ 如果宝宝对辅食表现出强烈的拒绝，则应重新恢复母乳或配方奶喂养，待几天后再试着喂哺辅食。

♥ 如果宝宝适应了米粉，爸爸妈妈可以在米粉中增加果泥、菜泥、肉泥等，让宝宝体验更多的食物风味，并且还可以帮助宝宝强化咀嚼、吞咽的能力。

♥ 宝宝开始进入"认生期"，当宝宝有认生的表现时，不用强迫宝宝接受陌生的人和环境。

♥ 7 个月的宝宝还不会说话，但他 / 她与人交流和求知的愿望却很强烈。爸爸妈妈要经常与宝宝说话、给宝宝听音乐、讲故事，教宝宝认知简单的事物。

♥ 教宝宝用拍手表达"欢迎"，点头表达"同意"等简单的动作，并鼓励宝宝经常展示自己的这些"才能"。

爸爸的任务

在宝宝的成长教育中，父亲的角色越来越受到重视。婴幼儿以至童年时期，父亲都是孩子最重要的看护人和游戏伙伴。爸爸所体现出的性格特点与妈妈的温柔明显不同，给宝宝带来更多的是勇敢、自信、独立、果断和坚毅品格的特征，这些都有助于宝宝未来良好个性品质的形成。如果在宝宝的成长过程中弱化或缺失了爸爸的陪伴，或多或少会给宝宝带来心理上的影响。

宝宝每天都在期待着爸爸的关爱。因为与爸爸一起玩耍时，宝宝会感觉更兴奋，更刺激，更开心，爸爸也可以通过变化多样的游戏，激发出宝宝更多学习的潜力和积极的情感。对于宝宝成长中的点滴进步，爸爸一定要记得给予表扬。那些赞赏的目光、欣慰的表情、鼓励的动作，都会让宝宝感受到来自爸爸的爱，并由此产生更多信任，愿意与爸爸一起玩耍和交流。

1 发育状况

■ 宝宝的发育

☐ 宝宝可以独坐

☐ 会模仿大人说话而发出 "pa-pa"、"ma-ma"、"da-da" 的声音

☐ 宝宝开始出牙

☐ 喜欢啃咬玩具

☐ 可以自己抓取物品

☐ 叫宝宝名字时，宝宝可以有所回应

☐ 能分辨出爸爸妈妈等亲近家人的脸

☐ 对更多颜色感兴趣

异常情况

如果 7 ~ 8 月龄的宝宝不会独坐的话，需要找专业医生检查。

■ 不适症状

时间：＿＿＿＿＿＿＿＿＿＿＿＿　月龄：＿＿＿＿＿＿＿＿＿＿＿＿

不适症状：＿＿＿＿＿＿＿＿＿＿＿＿＿＿＿＿＿＿＿＿＿＿＿＿＿＿＿＿＿＿

＿＿＿＿＿＿＿＿＿＿＿＿＿＿＿＿＿＿＿＿＿＿＿＿＿＿＿＿＿＿＿＿＿＿＿＿＿

医生建议：＿＿＿＿＿＿＿＿＿＿＿＿＿＿＿＿＿＿＿＿＿＿＿＿＿＿＿＿＿＿

＿＿＿＿＿＿＿＿＿＿＿＿＿＿＿＿＿＿＿＿＿＿＿＿＿＿＿＿＿＿＿＿＿＿＿＿＿

■ 请教医生的问题

问题：＿＿＿＿＿＿＿＿＿＿＿＿＿＿＿＿＿＿＿＿＿＿＿＿＿＿＿＿＿＿＿

＿＿＿＿＿＿＿＿＿＿＿＿＿＿＿＿＿＿＿＿＿＿＿＿＿＿＿＿＿＿＿＿＿＿＿＿＿

医生建议：＿＿＿＿＿＿＿＿＿＿＿＿＿＿＿＿＿＿＿＿＿＿＿＿＿＿＿＿＿＿

＿＿＿＿＿＿＿＿＿＿＿＿＿＿＿＿＿＿＿＿＿＿＿＿＿＿＿＿＿＿＿＿＿＿＿＿＿

问题：＿＿＿＿＿＿＿＿＿＿＿＿＿＿＿＿＿＿＿＿＿＿＿＿＿＿＿＿＿＿＿

＿＿＿＿＿＿＿＿＿＿＿＿＿＿＿＿＿＿＿＿＿＿＿＿＿＿＿＿＿＿＿＿＿＿＿＿＿

医生建议：＿＿＿＿＿＿＿＿＿＿＿＿＿＿＿＿＿＿＿＿＿＿＿＿＿＿＿＿＿＿

＿＿＿＿＿＿＿＿＿＿＿＿＿＿＿＿＿＿＿＿＿＿＿＿＿＿＿＿＿＿＿＿＿＿＿＿＿

❤2 喂养记录

■ 喂养方式：

    ☐ 混合喂养   ☐ 人工喂养   ☐ 添加辅食

■ 喂养具体情况：_____

_____

_____

■ 补充说明：

妈妈饮食特别记录	
添加辅食情况	
营养补充剂	
用药情况	
其他	

3 就诊记录

时间：_____   身高：_____

体重：_____   头围：_____

就诊原因：_____

_____

_____

_____

时间：_____   身高：_____

体重：_____   头围：_____

就诊原因：_____

_____

_____

4 体检和疫苗

体检

自己给宝宝体检

检查日期：_____

检查结果：_____

_____

_____

_____

温馨提示

如果此前每个月的疫苗都按时接种了，宝宝 7 个月时就没有需要接种的疫苗了。

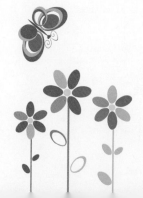

5 给宝宝的话

■ 妈妈的话

■ 爸爸的话

■ 心情随笔

6 照片

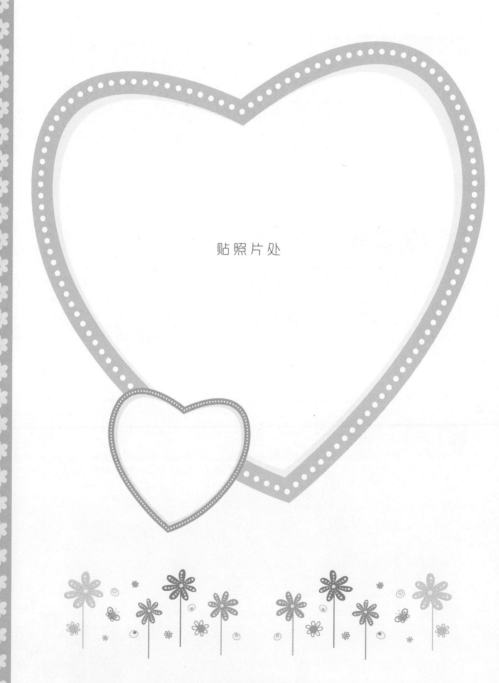

贴照片处

百科词条

碳水化合物：碳水化合物是为机体维持生命活动，提供能量的重要营养来源之一。一般在蔗糖、谷类等食物中含量较高。当碳水化合物缺乏时会导致低血糖，当碳水化合物过多时，可转化成脂肪储存在体内而使人肥胖。

消化酶：参与消化的酶总称消化酶，一般消化酶的作用是水解，参与食物消化的作用。消化酶主要由消化系统和消化腺分泌，通过食物咀嚼可提高消化酶的消化功能。

水溶性维生素：维生素分两种：一种为水溶性维生素，一种为脂溶性维生素。水溶性维生素是指能在水中溶解的一组维生素，包括维生素 B 族和维生素 C。水溶性维生素在体内储存很少，超过身体需要量的水溶性维生素会随着尿液排出体外。

脂溶性维生素：脂溶性维生素是一种只溶于脂肪和脂溶剂的维生素，包括：维生素 A、D、E、K。 在没有油脂的情况下这类维生素不容易被消化吸收，进食过多容易在体内蓄积，而出现维生素中毒，尤其是维生素 A。

龋齿：龋病也称"虫牙"、"蛀牙"，常因含糖食物进入口腔后，在牙菌斑内经致龋菌的作用，发酵产生酸，这些酸从牙面结构薄弱的地方侵入，溶解破坏牙的无机物而产生龋齿。经常帮宝宝清洁口腔，可有效防止龋齿的形成。

硬结：硬结是指在皮肤上出现的突起部分，摸上去有硬硬的感觉，例如当宝宝注射完疫苗后，其针孔处产生变化，出现一块红疙瘩，便被称为硬结。

更多学习请登录快乐孕育孕妇学校
www.kuaileyunyu.com

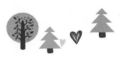

快乐孕育

七个月

成长标准

宝宝进入第 7 个月时，身长、体重等生长发育速度会比之前有所减慢，不过，这个时候宝宝的头部仍在快速发育，头围平均每月增加 0.5 厘米。

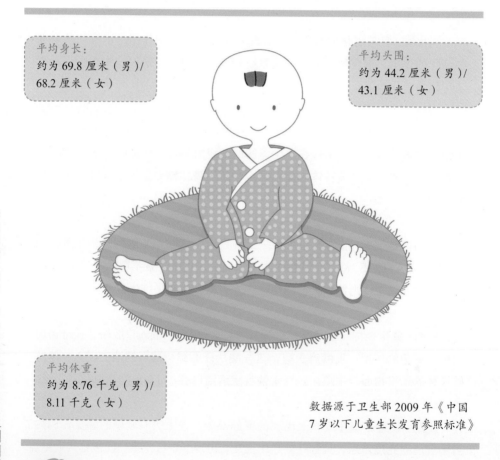

平均身长：
约为 69.8 厘米（男）/
68.2 厘米（女）

平均头围：
约为 44.2 厘米（男）/
43.1 厘米（女）

平均体重：
约为 8.76 千克（男）/
8.11 千克（女）

数据源于卫生部 2009 年《中国
7 岁以下儿童生长发育参照标准》

我的宝宝

身长：＿＿厘米　体重：＿＿千克　头围：＿＿厘米

发育里程碑

开始认生

大部分宝宝开始害怕陌生人和陌生环境，这是宝宝在生长发育过程中寻求自我保护的一种方式，家人给他/她充分的安全和抚慰，这段时间很快就可以度过。

语言发育

7个月的宝宝会模仿大人说话而发出"pa-pa"、"ma-ma"、"da-da"的声音，其实宝宝并不是有意识地在呼唤爸爸妈妈，而是享受发出声音的乐趣。

开始出牙

7个月是宝宝平均的开始出牙年龄。这个阶段里，宝宝开始流出大量的口水，喜欢啃咬玩具。出牙顺序通常为下面两颗门齿至上面四颗门齿。

运动发育

一些宝宝开始在这个阶段学习爬行。爬行的姿势很多，匍匐前进、四肢支撑腹部离地、坐着前移以及向后倒退爬行都是常见姿势。

可以独坐

7个月的宝宝，腰腹力量已经可以支撑他独坐，这能帮助他解放出小手，探索更为广阔的世界。

适时增加辅食

❀ 不要急着断母乳

大多数宝宝从 6 个月开始添加辅食，所以会有妈妈觉得宝宝食物中的营养已经足够丰富，可以尝试断掉母乳了。但是对于此时的宝宝来说，无论是生理要求还是心理需求，都需要妈妈继续给予母乳，来满足营养和心理的双重需要。有的妈妈会担心，过了半岁之后，母乳的营养不足以维持宝宝正常生长。其实在 1 岁之前，母乳都可以满足宝宝一半以上的营养需求，特别是半岁之后继续坚持母乳喂养，不仅有助于增强宝宝的抵抗力，减少疾病侵扰，还可以促进宝宝的心理发育。而宝宝生长所需的另外一部分营养，则可以在每天的辅食中获得。

7 个月开始，妈妈可以先尝试给宝宝断掉夜奶，临睡前给宝宝喂饱之后，逐渐改为到清晨再喂下一次。但在开始时，宝宝还是会醒来找奶，妈妈需要安抚宝宝，经过一段时间的适应之后，宝宝才可以一觉睡到清晨。

❀ 让宝宝接受新食物

每当给宝宝添加一样新食物时，很可能会遭到抗拒。这个时候妈妈要有耐心，既不要强迫宝宝马上接受，也不要轻易放弃。下面提供一些有效建议：

（1）一天只添加一种新食物，待几天适应之后，再添加新的食物品种。这样是给宝宝充分的适应过程，同时还可以观察宝宝是否对这种新食物有皮肤过敏或是肠道不适等反应。

（2）宝宝一直是以母乳（配方奶）为主要食物，味道较淡，所以在给宝宝制作粥、菜泥、肉泥等辅食时，应该少糖、无盐、不加调味品，保持食物的原本味道。

（3）选择哺乳之前喂辅食，宝宝有饥饿感的时候，更容易接受辅食。

（4）宝宝对某种食物非常抗拒时，不要勉强，不妨寻找替代食品，或者过段时间再进行尝试。

❀ 锻炼宝宝的咀嚼能力

觅食和吸吮是宝宝与生俱来的本能，但咀嚼却需要宝宝后天的不断训练。咀嚼是由舌头、口腔、面颊肌肉和牙齿相互配合完成的。咀嚼对于宝宝的牙齿、头面部骨骼和肌肉的发育很有帮助，还可以增强宝宝口腔、舌头、口唇的协调性，对日后的语言发育很有好处。但是，一直以来习惯了以吸吮为进食方式的宝宝要学会咀嚼，还需要有一个适应过程。

适时添加辅食是锻炼宝宝咀嚼的最好办法。对于刚刚开始尝试辅食的宝宝来说，可能会用舌头将食物往外顶，这是正常的现象。爸爸妈妈不要因为着急或是嫌麻烦，而直接用奶瓶给宝宝喂米粉，这样会让宝宝错过咀嚼食物的机会。如果宝宝对辅食不适应而哭闹，爸爸妈妈要表现出足够的耐心，多进行几次尝试而不要轻易放弃，因为宝宝适应新的食物和新的进食方式需要一个循序渐进的过程。

如果宝宝适应了米粉，爸爸妈妈可以通过增加果泥、菜泥、肉泥等，让宝宝体验更多的食物风味。这样不仅可以提高宝宝对食物的兴趣，还能帮助宝宝强化咀嚼能力，促进食物的消化吸收。

❀ 在家制作辅食的注意事项

宝宝的辅食可以从市面上购买，也可以由妈妈亲自在家里为宝宝制作。在家里为宝宝制作辅食时，应注意以下事项：

◎ 烹饪用具：清洁的厨具，专用的婴儿餐具等；

◎ 食材选用：原料新鲜，冷藏食物不超过 24 小时；

◎ 食品卫生：清洁双手，洗净食材，生、熟分开，保持厨房清洁；

◎ 婴儿餐具：带把手的杯子，平底的碗，轻便的勺子；

◎ 单独制作：细、软、烂、清淡，宝宝食品不要与成人食品混在一起制作；

◎ 当餐食用：食物当餐食用，不要让宝宝吃剩下的食物，放置过久的食物容易引发腹泻。

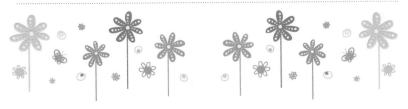

✿ 添加辅食过晚的弊端

宝宝 6 个月前后是添加辅食的理想时间，但爸爸妈妈可以根据宝宝的状况自行决定具体的实施计划。不过，辅食添加过晚，对宝宝的生长发育也会带来负面影响。首先，会导致宝宝错过咀嚼能力、吞咽能力的发育关键期，进而有可能造成宝宝进食异常，完全断奶之后的饭量和进食速度、咀嚼程度都可能受到影响。其次，宝宝摄入的食物少，容易导致营养不足。

从这一阶段开始，宝宝的生长发育需要除母乳之外的更多营养物质。辅食添加过晚，容易导致营养素的供应跟不上身体发育的需要。比如，母乳喂养宝宝可能会因为母乳中的铁含量偏低而导致缺铁，如果发生缺铁性贫血，则有可能延迟宝宝的生长速度。再有，添加辅食也是配合宝宝味觉发展的过程，及时添加辅食，可以帮助宝宝在黄金时间里对各种食物的味道、口感、质地逐步接受，可以预防宝宝发生偏食现象。

✿ 辅食添加的注意事项

7 个月后，宝宝可逐渐尝试肉类食物以及更加丰富的碳水化合物、蔬菜和水果。但需要注意以下几点：

（1）循序渐进，由少到多。宝宝消化机能还比较弱，添加肉类食物时不要过急，可从少量开始。

（2）性状升级，由细到粗。宝宝的辅食逐渐增大颗粒和硬度，慢慢地从软的泥糊状升级到软烂的半固体状。

（3）奶类仍然是主要食物。保证宝宝每天喝奶 800 毫升，以确保各种营养素、热量摄入充足；一天之中有一次让辅食取代奶成为正餐。

（4）注意补铁。注意给宝宝添加富含铁的食物，如动物肝脏、蛋黄、动物血、红肉等。

（5）新食物不要同时添加。经常更换食物品种，但新食物不要同时添加，以免当宝宝出现过敏、腹泻等情况时，无法准确判断原因。

（6）观察宝宝的大便。如果宝宝的大便中带有未消化的食物，则要调整食材形状或者宝宝辅食的摄入量。

❀ 宝宝一天的进食安排

7 个月的宝宝，需要逐步添加的辅食种类有：果汁和果泥，菜水和菜泥，米糊或奶糊，蛋黄泥、土豆泥、煮烂的面条或稀饭，馒头或饼干、鱼泥、猪肝泥、豆腐等。烂面或稀饭可以为宝宝补充能量，小馒头、饼干等除了补充能量，还可以帮助出牙的宝宝按摩牙龈，鱼肉、蛋、猪肝、豆腐等能够补充优质蛋白、铁、锌等营养需要。

7 个月的宝宝每日食谱，可参考以下标准：

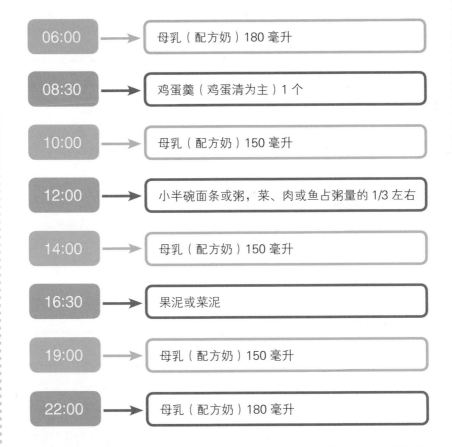

06:00	母乳（配方奶）180 毫升
08:30	鸡蛋羹（鸡蛋清为主）1 个
10:00	母乳（配方奶）150 毫升
12:00	小半碗面条或粥，菜、肉或鱼占粥量的 1/3 左右
14:00	母乳（配方奶）150 毫升
16:30	果泥或菜泥
19:00	母乳（配方奶）150 毫升
22:00	母乳（配方奶）180 毫升

喂饭时，最好让宝宝坐在儿童餐椅中，妈妈坐在宝宝对面，选择软质、小头的勺子，将少量的食物送到宝宝嘴唇之间，而不要将勺子用力往宝宝嘴里塞。每次喂完一口食物之后，要给宝宝留下足够的时间进行咀嚼和吞咽。如果宝宝吃得差不多，且通过扭头、闭嘴等肢体动作表达"吃饱了"的意思时，妈妈就不要再勉强宝宝多吃了。

❀ 辅食制作

木瓜泥

　　木瓜中含有丰富的维生素、矿物质、纤维素及果糖，可帮助宝宝分解肠道内的肉食。

材　　料：木瓜

制作方法：（1）熟透的木瓜，洗净切开刮籽；
（2）将木瓜肉用勺子刮出放在碗中，再用勺背压成泥状或捣成泥状，放在碗中即可。

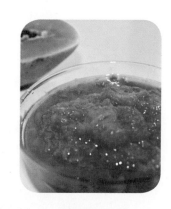

胡萝卜泥

　　胡萝卜中的 β-胡萝卜素在肠道中经酶的作用转化成维生素 A，可促进宝宝视觉发育。

材　　料：胡萝卜

制作方法：（1）胡萝卜去皮洗净，切成小丁；
（2）锅内水烧开，将胡萝卜放入清水中；
（3）小火慢煮15分钟左右；如果宝宝不喜欢胡萝卜的味道，可少加点苹果丁与胡萝卜丁一同煮；
（4）用勺子将煮熟的胡萝卜丁压碎成泥。

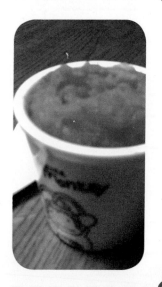

南瓜粥

　　南瓜口感软绵，营养丰富，利于宝宝消化吸收。

材　　料：大米、南瓜

制作方法：（1）大米淘洗干净，清水浸泡1小时；南瓜去皮，切成小丁；
（2）将切好的南瓜丁和浸泡过的大米，一同放进锅内加水煮沸；
（3）搅拌并再用小火熬至米粒熟烂黏稠。

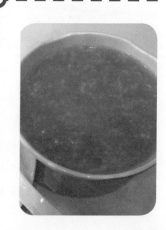

护理问答

Q：宝宝的口腔如何护理？

A：人的一生中有两副牙齿，乳牙（共20颗）和恒牙（28～32颗）。宝宝出生后4～10个月乳牙开始萌出，约于2.5岁出齐。要想宝宝长出一口健康、漂亮的牙齿，跟妈妈的细心护理是分不开的，宝宝出牙时需要妈妈注意以下几点：

（1）帮助宝宝养成良好的生活习惯，不要让宝宝养成含乳头睡觉、喜欢吃甜食的习惯，如果宝宝喜欢吸吮手指或是安抚奶嘴，应给予纠正；

（2）喂完奶、吃完辅食后，和晚上睡觉前，给宝宝喂一些温开水，把口腔中的食物残渣冲洗干净；

（3）可以用纱布帮助宝宝清除口腔里的食物残渣，防止以后造成龋齿；

（4）正确的添加辅食，保证足够的营养，锻炼宝宝的咀嚼能力，促进宝宝牙齿生长；

（5）带宝宝多到户外活动，可以促进钙的吸收，有利于牙齿的健康；

（6）如果发现宝宝牙齿异常，应带宝宝去看口腔科医生；

（7）定时为宝宝做体检以及口腔检查，防患于未然。

Q：如何做好宝宝误食或吞食异物的安全防范？

A：小宝宝喜欢用嘴巴来感知这个世界，只要小手够得着的东西，仿佛都要塞到嘴里尝个味道才行。随着宝宝的好奇心和探索欲望的增强，非常容易发生误吞异物或是误吞食物的危险。爸爸妈妈应做好以下安全防范，并及时排查宝宝身边的危险因素。

每次给宝宝玩具之前，应检查是否有松动的细小部件；宝宝衣服上的扣子要经常检查是否松动；将家中的首饰、硬币、棋子、发卡等物品，放到宝宝够不着的地方；喂宝宝吃葡萄、圣女果时，要切开分成小块，剔除葡萄籽后再喂给宝宝吃；花生、瓜子、核桃等坚果最好磨碎喂给宝宝，以免呛入气管；3岁以下的宝宝，不要吃果冻，以免发生窒息风险。

一旦宝宝发生误食或者误吞异物，妈妈不要慌忙，应安慰宝宝先张开嘴，用一只手固定宝宝的腮，另一只手伸入宝宝口中看能否将异物取出；还可以刺激宝宝的咽喉，将异物吐出来；还可尝试将宝宝头朝下，拍打宝宝的背部以促

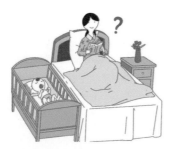

使异物吐出来。如果异物仍无法取出，则应尽快将宝宝送往医院。

如果宝宝是误服了药物或者化学物品，应立即采取催吐方法。在观察宝宝的呼吸、脉搏、脸色是否出现异常的同时，还要确认宝宝吃了什么，吃了多少，并及时送往医院。

Q：宝宝用药应注意些什么？

A：宝宝生病后，爸爸妈妈要谨遵医嘱给宝宝使用药物。以下是宝宝生病时，爸爸妈妈应注意的用药事项：

1. 不可以自行按照宝宝的症状选择成人药物，应在医生指导下使用儿童专用药物。滥用药物可能会掩盖疾病的真相，即使将成人剂型的药品给宝宝减量服用，也可能使宝宝受到伤害。

2. 给宝宝吃药之前，应仔细阅读药品说明书，确保药物的品种和剂量适合宝宝的月龄和体重，并了解相关的药物反应。

3. 严格遵照医生给出的宝宝用药剂量。医生给出的用药剂量，通常是按照宝宝的月龄、体重以及体表面积进行计算之后而得出的，用药过多或

过少，都不利于身体恢复。

4. 能用一种药物治疗的，就不用两种或更多的药。除非医生许可，最好不要同时为宝宝服用多种药物，以免影响药效或是发生药物不良反应。

5. 给宝宝服用液体药品前，应注意药品说明是否需要摇匀后服用，以保证药品中的所有成分分布均匀。

6. 不要自行给宝宝停药，以免引起病情反复。

7. 宝宝生病时，应建立宝宝的用药记录本，并由专人负责宝宝吃药，以避免宝宝短时间内重复吃药。

8. 定期检查家中的药箱，及时清理过期药物，更不要因为大意而给宝宝使用过期药品。

9. 给宝宝输液时，要注意按照医生要求的滴速，同时要观察针头处是否有渗出，待药液快滴完时，应及时呼叫护士更换或撤掉针头。

10. 当宝宝哭闹或挣扎时，不要给宝宝喂药，也不要趁宝宝睡熟时喂药，以免呛入气管发生危险。

11. 如果发现宝宝服药后有异常反应，应及时与医生联系或马上送宝宝到医院就诊。

Q：如何保证家装安全？

A：家庭装修中的选材和装饰方式不当，会对宝宝的健康产生不良影响。因此，爸爸妈妈要尽量减少宝宝房间的装修，以减少装修污染对宝宝造成危害的

机会。有宝宝的家庭在进行装修时，应注意以下事项：

◎ 尽可能基于基础的功能而装修，减少不必要的装饰；

◎ 地板、油漆等主料要符合环保标准，黏合剂、泥子等辅料也要选择环保材料；购买时，可要求商家提供产品的环保监测报告；

◎ 尽量不选择鲜艳色彩，以免油漆和涂料中的重金属物质造成宝宝铅、汞中毒；

◎ 墙面尽量不要贴壁纸，以免壁纸胶的毒性危害人体健康；

◎ 室内的灯光不要太强，尤其是浴室安装浴霸时应考虑安装位置，以免宝宝的眼睛直视浴霸光线而造成眼睛灼伤；

◎ 刚刷过油漆的婴儿床不宜立即使用，要在通风情况下，晾晒无味后方可使用；

◎ 厨房和卫生间的地面经常会沾水，所以最好选择防滑地砖；

◎ 房间以及客厅的地面铺装，材质选择以实木地板或瓷砖为佳，尽量不要选择塑料泡沫或是大理石材质；

◎ 装修过程中，以及装修结束后的一段时间，要保持房间通风透气。

宝宝衣物清洗有什么注意事项？

宝宝的皮肤十分娇嫩，很容易发生过敏反应，所以宝宝的衣服要勤洗勤换。宝宝衣物的清洗要注意以下事项：

1.宝宝的衣服尽可能选择手洗，以避免洗衣机里藏有的细菌和尘螨等沾染到宝宝的衣服上，造成皮肤过敏等问题。

2.宝宝的衣物应避免干洗，也不要与大人的衣服混洗，要单独为宝宝准备一个专用的洗衣盆。

3.宝宝的内衣和外衣要分开单独清洗。清洗时，可以先用温水浸泡揉搓，再使用无刺激性的婴儿专用洗衣液或中性肥皂清洗，并注意洗涤成分中不要含有磷、铝、荧光增白剂等有害物质。

4.清洗宝宝的衣物时，应先洗内衣，再洗外衣。清洗时，洗涤剂或肥皂不可使用过量，尽量多用清水漂洗几遍，以清除衣物中残留的洗涤成分。

5.宝宝弄脏的衣物，越早清洗，效果越好。沾有奶渍、尿液的衣物要先用冷水清洗，再进行常规洗涤；汗渍较多的衣物，最好先用温水浸泡后再进行洗涤。

6.阳光是天然的杀菌消毒剂，衣物清洗过后，晾在太阳光下暴晒，可以起到杀菌消毒的作用，还可以使衣物变得松干柔软。

早期综合发育与潜能开发

早期综合发育

❁ 运动发育

宝宝的精细动作发展

大多数 7 个月的宝宝可以不依靠手臂的支撑独坐了，这对宝宝而言具有里程碑的意义。坐姿可以使宝宝的双手得到最大解放，当你递给宝宝一件玩具时，他 / 她会慢慢地把玩具从一只手交到另一只手上，这个时候可以给宝宝提供布制的或者木制的套圈玩具，虽然还不能套得准，但宝宝的脑 – 手 – 眼的协调能力可以得到很大锻炼。宝宝还对敲敲打打或是撕纸的游戏感兴趣，爸爸妈妈可以提供小鼓、小木琴之类的玩具，与宝宝一同敲出声音，随后再让他 / 她独自敲打，让宝宝体验敲敲打打的乐趣。对于喜欢撕纸的宝宝，可以给他 / 她柔软而安全的面巾纸，但要随时防止宝宝将纸片放进嘴里。

❁ 语言发育

7 个月的宝宝会在比较放松的时候，发出"da-da"、"pa-pa"或者"ma-ma"的声音。这通常会被大人理解为开始叫"爸爸"、"妈妈"了，也着实令爸爸妈妈兴奋一番。其实，那只是宝宝在用小嘴发出一些声响，与自己做游戏。虽然这样，爸爸妈妈还是需要对宝宝予以积极的回应。爸爸妈妈可以在听到宝宝发声后，做出开心的样子，并且模仿宝宝的声音，这样可以鼓励宝宝继续他 / 她的语言游戏，以促进宝宝的语言发展。

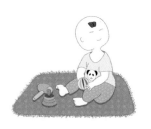

✿ 认知发育

宝宝的安全感和依恋感增强

宝宝的感知能力和记忆能力不断提高，已经可以凭气味、声音等分辨出熟人和陌生人，能准确地认出妈妈，并对父母以及看护人产生安全感和依恋感。此时，当陌生人抱着宝宝时，有的宝宝会明显地表现出畏惧或是大哭。

当然，宝宝缺乏安全感也跟先天性格有关，有的宝宝生性外向，喜欢热闹，看到陌生人不会紧张害怕；而对于生性内向、比较胆小的宝宝，则需要在爸爸妈妈的陪伴下，多接触外界环境，多进行户外和社交类游戏活动，逐渐让宝宝接受周边的人、事、物，并逐渐增强宝宝的自信心。

如果妈妈上班或有事要离开宝宝，也要告诉宝宝"妈妈很爱你，很快就回来"，"妈妈上班，你和奶奶一起，下班回来见"，并表扬、鼓励宝宝的独立能力。

宝宝的感知能力

随着宝宝视觉系统的不断发展，7个月大的宝宝不仅可以分辨出爸爸妈妈等亲近家人的脸，也能迅速判断出陌生人的面孔。这一时期的宝宝开始对更多的色彩表现出兴趣，但还是最喜欢红色。

✿ 生活与交往

宝宝的"认生期"

"认生期"基本上是从宝宝6个月左右开始延续到1岁，也有些性格敏感的宝宝甚至延续到3岁。在此期间有些宝宝会变得有些害羞，如在见到陌生人时会躲在妈妈的身后，但也会偷偷张望，也有的宝宝遇到陌生人还会严重哭闹。当宝宝开始表现出认生的现象时，爸爸妈妈不要逼迫宝宝去接受陌生的人和环境，那样只会增加宝宝的恐惧和抵触。

认生期最好不要让宝宝遭遇被过多陌生人逗弄或是被陌生人抱起的场面，否则会增加宝宝的不安全感，引起宝宝哭闹。如果带宝宝参加外界活动或是到陌生场合，尽量提前到场熟悉一下环境，带上宝宝最喜欢的安抚物，爸爸妈妈或是亲近的人应陪在宝宝身边，让宝宝感觉到放松和安全。

当然，每个宝宝的感知和社会适应能力不同，对陌生人和环境的感受程度也不尽相同。但无论如何，爸爸妈妈要从这个时候开始锻炼宝宝适应外界环境，并给予耐心接纳。因为，对于宝宝未来即将适应的外界环境来说，这才仅仅是个开始……

✿ 宝宝的语言训练

爸爸妈妈在宝宝的日常看护中，需要更多地与宝宝对话。比如可以在准备喝奶、洗澡、出门等时候，告诉他 / 她："我们现在要喝奶 / 洗澡 / 出门啦"；在做抚触或者穿衣服的过程中，随着动作说出宝宝身体各部位的名称，通过每日的重复动作和叙述，帮助宝宝增加记忆，从而明白词语所表达的含义。听儿歌、朗读童谣也是帮助宝宝学习语言的好方式，有韵律的、欢快的、重复性的歌词，非常便于宝宝接受和记忆，你会发现宝宝会蠕动着小嘴，仿佛在与你一起哼唱呢。

✿ 宝宝的感知能力训练

在日常生活中，爸爸妈妈可以给宝宝看识物图片，随时给宝宝讲述玩具、用品的颜色，帮助宝宝认知身边的事物。爸爸妈妈还可以给宝宝提供不同材质、温度、软硬度的物品轻轻触摸，比如光滑的绸缎、柔软的海绵、粗糙的麻布、凉凉的玻璃等，以刺激宝宝的触觉发展。

7 个月的宝宝会对模仿的兴趣大增，如果看到大人敲敲打打，或者按动电话、遥控器、电脑键盘，他 / 她也会咿咿呀呀地向大人做出要求，然后煞有其事地进行模仿，重复自己看到的动作。

✿ 宝宝的精细动作训练

为了锻炼宝宝的手指灵活性，可以跟他 / 她练习"拣馒头"的游戏。妈妈和宝宝都洗净双手，让宝宝坐在餐椅里，在面前放两个盘子，其中一个盘子里放一些小馒头之类的安全零食。爸爸妈妈可以引导宝宝将小馒头从一个盘子拣到另一个盘子里，或者用手指捏住小馒头放进嘴中。这是宝宝非常乐于模仿的小游戏，在游戏当中，宝宝的手指运动能力也能得到很好的锻炼。

✿ 宝宝抓取物品的训练

7 个月的宝宝已经可以自己抓取物品了，爸爸妈妈可以利用这个敏感期，与宝宝进行抓取物品的训练，帮助他 / 她的手部精细运动能力更好发育。比如先递给宝宝一个布娃娃或者积木，宝宝玩了一会儿之后，对他 / 她说"把娃娃递给妈妈"或者说"把积木放到床上"。此外还可以在每天的零食时间里，用小馒头与宝宝做抓取物品的训练，在宝宝最想吃到嘴里的时候，鼓励他 / 她自己用食指和拇指捏起小馒头放入口中。尽管很多宝宝在这个月龄较难做到这个动作，但是经过训练以后，过段时间就逐渐可以完成。

在做抓取物品的练习时，有三点需要注意。第一，要注意安全，因为出牙以及口腔敏感期的原因，宝宝喜欢把拿到的物品放进嘴里，所以要小心误吞事件的发生；第二，要注意卫生，宝宝习惯把抓到的东西放进嘴里，所以，宝宝的手和玩具都要及时洗净；第三，训练的过程中要注意双手兼顾。这个阶段的宝宝还没有表现出左手或右手的偏好，同时训练更有利于大脑发育。

❀ 宝宝运动能力的训练

学会独坐之后，爸爸妈妈可以开始为宝宝学习爬行做准备。每天给他／她更多俯卧的时间，用来锻炼背肌和腹肌。还可以在宝宝趴伏的不远处放置宝宝喜欢的玩具，吸引和激发他／她通过爬行而获得玩具的欲望。为了锻炼腹肌，当宝宝每天醒来或洗澡之后，爸爸妈妈可以跟宝宝一同玩"坐起来－躺下去"的游戏，妈妈伸出手指让宝宝握住，然后轻轻地拉着宝宝坐起来，坐一会儿之后，再帮助他／她慢慢地躺下，爸爸则可以在做好安全保护的同时，给予宝宝鼓励和表扬。有些腿部力量较强的宝宝，开始热衷于被大人扶着腋下进行跳跃游戏，这也是爸爸与宝宝一同游戏的好项目。

宝宝开始学爬后，爸爸妈妈要在家里为他／她提供尽可能大的活动空间。使用的垫子不要过软，免得宝宝在上面难以用上力气。练习爬行的时候，宝宝穿的衣服不要过厚，也不要有过多纽扣、裙带等装饰，以免宝宝的活动受到限制。在整个练习过程中要保证宝宝情绪稳定，对于宝宝的出色表现爸爸妈妈要多给予一些鼓励；当宝宝表现出疲惫或是厌倦的情绪时，应停下来休息。

每天做套主动操

主动操一共有 6 个动作，每天可上、下午各做 1 次，动作强度要循序渐进。

坐：将宝宝的双臂拉向胸前，轻轻牵引宝宝使其背部离开床面，让宝宝靠自己的力量坐起来。

立：先让宝宝跪坐，通过牵引他／她的手臂，帮助他／她用自己的力气站起来。

扶走：扶着宝宝的腋下、前臂或手腕，帮助宝宝进行走路动作的练习。

弯腰：在宝宝前方放一个玩具，然后扶住宝宝的两膝和腹部，练习弯腰前倾，捡起玩具。

游泳：让宝宝俯卧，双手托住胸腹部并悬空向前后摆动，做游泳动作，活动四肢。

跳跃：双手扶住宝宝腋下，让宝宝站在大人的腿或者床面上，轻轻托起宝宝，辅助进行跳跃动作。

体检与疫苗

❀ 自己给宝宝做体检

7个月的宝宝没有安排常规体检，爸爸妈妈可以根据之前的经验，在家自己给宝宝做简单的体检。在家做体检，主要是测量身高、体重、头围、胸围等，可以把测量出来的数据与生长发育曲线图进行对照，只要在最高值和最低值之间的区域，都属于正常发育范围。

❀ 疫苗接种

如果此前每个月的疫苗都按时接种了，宝宝7个月时就没有需要接种的疫苗了。

体 检 方 法		
体重	宝宝排完大小便后，尽量只留下贴身的短衣裤，以便为宝宝测量更精确的体重。	宝宝的体重_____千克
身高	让宝宝以仰卧的姿势来测量身高，妈妈在为宝宝测量身高时应注意，让宝宝的头顶到墙壁，仰卧，双手轻轻压住宝宝双膝，使宝宝双腿基本伸直，用软尺从头顶量到足底。	宝宝的身高_____厘米
头围	测量头围时，也可以选择宝宝仰卧的姿态，软尺要分别贴住两侧眉弓和后脑勺枕骨最高处，让软尺贴紧头皮。	宝宝的头围_____厘米
胸围	测量宝宝胸围时，应确保软尺通过双乳头下缘和背部肩胛骨的下角下缘，可以选择宝宝呼吸过程中的平均值。	宝宝的胸围_____厘米

八个月宝宝

宝宝是不是越来越壮实，越来越可爱，越来越聪明，越来越灵活了呢？八个月的宝宝，坐得已经很稳当了，甚至扶着栏杆还能站起来呢。

爸爸妈妈可以引导宝宝养成良好的作息，什么时候起床、什么时候吃饭、什么时候睡觉等尽量形成规律。天气合适的话，就多带宝宝到室外玩耍吧，开阔的眼界会让宝宝变得更聪明呢！

医 生 的 话

1. 8个月的宝宝肢体活动更加灵活，双手扶着栏杆可以站起来。

2. 宝宝的手与手指的动作越来越自如，拇指和食指的动作越来越协调，能捏住一些细小的物件。

3. 这个月龄的宝宝能看懂成年人的面部表情，还喜欢撕纸、咬东西，是个活泼可爱的"小捣蛋"。

4. 宝宝已形成一定的作息规律，似乎知道什么时候起床、什么时候吃饭、什么时候睡觉。

5. 由于宝宝对白天玩耍的场景记忆深刻，有时晚上睡觉会不踏实，可能在梦中突然大哭、微笑或是从梦中惊醒，经安抚后可很快进入梦乡。

6. 8个月的宝宝要到医院注射第一针麻疹疫苗。一般无不良反应，仅有少数在6～10日内会出现低热和少量皮疹，也无须特殊处理。

生活指南

♥ 8个月宝宝的辅食可尝试吃一些如豆腐、鱼泥、肝泥、瘦肉泥等富含蛋白质的食物。

♥ 爸爸妈妈要注意，不要给宝宝的食物中添加盐、糖、酱油、香辛料及味精等调味品。

♥ 这时期的宝宝运动机能发展迅速，活动范围加大。因此，宝宝身边不要离开成年人的保护，以防发生意外。

♥ 宝宝与成人一起吃饭时也要格外注意，不要将热的饭菜放在宝宝触手可得的地方，以免他/她打翻碗盘而发生烫伤。

♥ 带宝宝户外活动时，不仅要注意出行安全，还要根据气候的变化适时为宝宝增减衣物。

♥ 8个月的宝宝已能坐得很好了，爸爸妈妈可以训练宝宝每天自己坐便盆大小便，逐步培养良好的排便习惯。

♥ 已经上班的妈妈，如果继续母乳喂养的，可以带一套便于携带的吸奶器，正确安全地把奶吸出及储存。

爸爸的任务

8个月的宝宝，翻身，爬行，自己坐起来，扶着栏杆站起来，样样都行，且对身边的任何东西都兴趣多多。宝宝好像很喜欢用抓东西、撕东西、摔东西的方法探索世界，家人也跟着忙得不亦乐乎。这时，爸爸的角色是要配合妈妈看管和教育宝宝，比如上了餐桌的宝宝会有点"肆无忌惮"，伸手乱抓东西，这时爸爸则要出面制止，并让宝宝懂得，这样做会有"很不愉快"的后果。

宝宝已经能模仿声音，所以，爸爸与宝宝相处的时间里，要多与宝宝说话，教宝宝发出"爸爸"、"妈妈"等音节，让宝宝看着爸爸的口型模仿。这样的练习需要一段时间，但是，用不了多久，当你听到宝宝第一次真正学会叫"爸爸"的时候，一定会激动不已！

❤1 发育状况

■ 宝宝的发育

□ 开始用上肢和腹部匍匐而行

□ 能区分熟人和生人

□ 精确地运用拇指、食指和中指捏拿东西

□ 理解他人的情绪

□ 宝宝变得害羞

□ 开始知道占有和保护自己的物品

□ 对周围环境兴趣提高，会把注意力集中到他／她感兴趣的事物

异常情况

◎ 不能伸手拿东西

◎ 不认识生人和熟人

◎ 呼唤名字无反应

如果 7 ～ 8 月龄的宝宝出现以上情况，需要找专业医生检查。

■ 不适症状

时间：_____   月龄：_____

不适症状：_____

_____

医生建议：_____

_____

■ 请教医生的问题

问题：_____

_____

医生建议：_____

_____

问题：_____

_____

医生建议：_____

_____

❤2 喂养记录

■ 喂养方式：

　　□ 混合喂养　　□ 人工喂养　　□ 添加辅食

■ 喂养具体情况：_____

_____

_____

■ 补充说明：

妈妈饮食特别记录	
添加辅食情况	
营养补充剂	
用药情况	
其他	

❤3 就诊记录

时间： _____   身高： _____

体重： _____   头围： _____

就诊原因： _____

_____

_____

_____

时间： _____   身高： _____

体重： _____   头围： _____

就诊原因： _____

_____

_____

_____

4 体检和疫苗

体检

宝宝的体检

宝宝 8 月龄

检查日期：＿＿＿＿＿＿＿＿＿

医生说：＿＿＿＿＿＿＿＿＿＿＿＿＿＿＿

＿＿＿＿＿＿＿＿＿＿＿＿＿＿＿＿＿＿＿＿＿

＿＿＿＿＿＿＿＿＿＿＿＿＿＿＿＿＿＿＿＿＿

疫苗一

麻疹疫苗

接种日期：＿＿＿＿＿＿＿＿＿

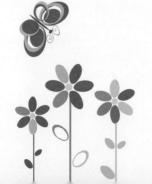

温馨提示

　　给宝宝接种疫苗后不要马上离开，建议在接种机构观察半小时。如果宝宝出现寒战、发热等不良反应，可及时向医生反映。

5 给宝宝的话

■ 妈妈的话

■ 爸爸的话

■ 心情随笔

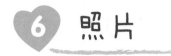

6 照片

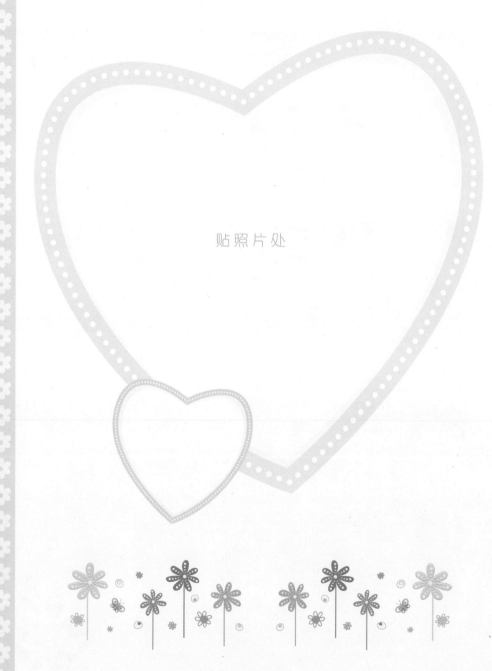

贴照片处

百科词条

气质及气质测评: 气质指宝宝出生后最早表现出的较为明显而稳定的一种个性特征,是宝宝对日常生活中不同情形的反应方式,在一定程度上决定了儿童行为发展的倾向。通过气质测评不仅可以得知宝宝的气质特点,还能帮助爸爸妈妈更了解自己的宝宝,为因材施教提供较为科学的依据,引导宝宝往积极进取的方向发展。

蛋白质: 蛋白质是三大功能营养素之一,分为动物性蛋白和植物性蛋白。动物性蛋白质主要来源于肉、蛋、奶;植物性蛋白质主要来源于豆类、米面类等。为宝宝添加辅食时应注意动物性食品及植物性食品的搭配,使不同食物中的蛋白质得到互相补充,以提高蛋白质的利用价值。

膳食纤维: 膳食纤维存在于粗粮、蔬菜、水果中,有着促进胃肠蠕动,减少便秘等作用。为宝宝添加辅食时,应适当添加蔬菜、水果,适量添加粗粮,做到合理搭配,营养均衡。

麻疹减毒活疫苗: 麻疹疫苗,是预防麻疹最有效的措施。麻疹是由麻疹病毒引起的急性全身发疹性传染病,传染性很强。麻疹疫苗为国家计划内免疫范围,宝宝出生后第 8 个月为初种年龄,7 岁时需完成第 2 次接种。

柯氏斑: 柯氏斑又称口腔麻疹黏膜斑,是麻疹早期具有特征性的体征,一般在出疹前 1～2 天出现。开始时见于下磨牙相对的颊黏膜上,为直径约 0.5～1.0 毫米的灰白色小点,周围有红晕,常在 1～2 天内迅速增多,可累及整个颊黏膜并蔓延至唇部黏膜,于出疹后逐渐消失,可留有暗红色小点。

水痘: 水痘是一种传染性极强的儿童期出疹性疾病,通常经过飞沫或接触传播,感染后可获得持久的免疫力,其临床特点为发热及成批出现周身性红色斑丘疹、疱疹、痂疹,冬、春季节多发。

成长标准

宝宝成长速度惊人，8个月的宝宝看上去已经不再是"小不点儿"了。

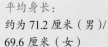
平均身长：
约为71.2厘米（男）/
69.6厘米（女）

平均头围：
约为44.8厘米（男）/
43.6厘米（女）

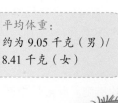
平均体重：
约为9.05千克（男）/
8.41千克（女）

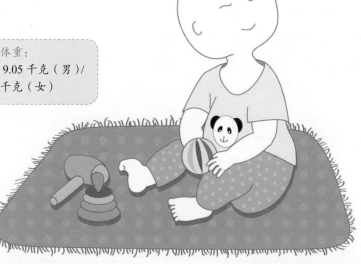

数据源于卫生部2009年《中国
7岁以下儿童生长发育参照标准》

我的宝宝　身长：＿＿厘米　体重：＿＿千克　头围：＿＿厘米

发育里程碑

精细动作

宝宝可以很精确地运用拇指、食指和中指捏拿东西，而且热衷于应用这一技能"控制"身边的小物品。

语言发育

宝宝会更明确和有指向性地发出"ma-ma"或"ba-ba"等声音，不再只是嘴唇发出的声响。过不了多久，也许会听到宝宝第一次准确地叫出妈妈或者爸爸。

自我意识萌芽

宝宝开始对镜子里的"小朋友"感兴趣，虽然他/她并不明确地知道那就是自己，但对那个"小朋友"颇有好感，会冲他/她拍打、亲吻和微笑，经常陶醉于与镜中人的互动中。

运动发育

宝宝完全可以在没有支撑的情况下坐起来，并且坐得很稳，甚至可以一边坐一边玩，还会左右自如地转动上身。有的宝宝已经学会爬行。

情感发育

宝宝开始理解他人的情感和情绪。当爸爸妈妈用友善的语气对宝宝说话时，他/她会表现出微笑和快乐；如果对宝宝的语气过重，他/她则会哭起来。

锻炼咀嚼能力

孕妇学校·教材·网络孕校·移动应用 全方位服务

❀ 职场妈妈的母乳喂养

产假过后，大部分妈妈需要返回工作岗位。如果职场妈妈想要继续母乳喂养，工作时间里坚持吸奶是保证乳汁分泌的重要措施。很多单位为了照顾女职工，为她们专门准备了哺乳室，哺乳室内还配备了冰箱，以备储存乳汁之用。

一套便于携带的吸奶器是哺乳妈妈的必需装备。妈妈可以根据自己的喜好选择电动吸奶器或是手动吸奶器，但电动的会更快捷、更省力一些。除了吸奶器，职场妈妈还需要准备冰包和冰袋等储奶装备。由于工作场所不方便消毒，所以可以准备两个吸奶器的喇叭口，供挤奶时使用。

哺乳妈妈在上班时间要保持心情放松，不要有太多工作压力；还可以为自己准备一壶水果茶，热乎乎的感觉和水分的补充都有助于乳汁分泌。

当然，宝宝的吸吮刺激对于泌乳仍然是不可或缺的。下班回家后和上班出发前，妈妈应尽量亲自喂宝宝，多和宝宝亲密接触，这都是保持乳汁充沛的有效方法。

❀ 母乳的储存

在室温低于 25℃ 的情况下，母乳可以保存 6 个小时。在冰箱的冷藏室（4℃ 以下），母乳可以保存 24 小时。但不要将奶水放在靠近冰箱门的位置，最好是放在冷藏室最里面，以免冰箱门经常开关影响温度。如果将母乳放在独立的冷冻室内，且温度在 -18℃ 以下时，乳汁可以保存 3 ~ 6 个月。所以，建议乳汁充沛的妈妈将多余的乳汁挤出来放在冰箱的冷冻室，即使上班后，宝宝还可以吃到母乳。

如果妈妈决定将乳汁储存，那么在挤奶之前，需要在储存乳汁的奶袋、奶瓶或是其他可以密封的容器上注明时间，也就是乳汁的"生产日期"，便于使用时找到最早时间的乳汁；

挤奶时要注意，储存乳汁的容器不要装得过满，占容量的 3/4 就可以了，以免乳汁冷冻后膨胀；还有，储存乳汁的冷冻室不要放置其他物品。

母乳解冻时，不可以用微波炉或者沸水直接加热，那会使得乳汁中的营养成分受到破坏。正确的方法是将装有冷冻乳汁的容器泡在温水里，抑或提前一晚将乳汁从冷冻室移至冷藏室里解冻。解冻后的乳汁隔水温热至 38℃ ~ 39℃即可，不需要煮开。如果宝宝没有吃完，那些剩余的乳汁则要丢弃，不可以重复加热食用。

此外，解冻后的乳汁是不可以重新冷冻的。乳汁解冻后，放在冰箱的冷藏室最多可以保存 24 小时。

❀ 宝宝咬乳头

宝宝长牙期间会造成牙床肿胀，啃咬东西能够令牙床舒服一些。如果是母乳喂养的妈妈，在给 8 个月大的宝宝喂奶时，则常常会因为被咬住乳头而疼痛。

在排除了衔乳姿势不正确、宝宝鼻塞不适或需要得到更多关注等原因之外，当妈妈的乳头被宝宝咬疼时，不要大声喊叫或是猛然拉出乳头，这样可能会使得宝宝受到惊吓。当宝宝咬住乳头时，妈妈可以轻轻按下宝宝的下颌，以使宝宝的上下牙床分开；如果宝宝还没松口，则可以捏住宝宝的鼻子，这时，咬着乳头的小嘴就会自然地张开。

哺乳之前可以让宝宝咬一些磨牙饼干或者牙胶，或者在宝宝长牙期里使用乳头保护罩，这些都是防止妈妈的乳头被咬的措施。8 个月的宝宝已经能够读懂表情和语气，所以，当发生了咬乳头的情况之后，妈妈可以暂停喂奶，用略显严肃的表情和语气告诉宝宝："不可以咬妈妈，妈妈会很疼的！"这样做，可以让宝宝知道咬乳头是不被接受的行为，而阻止宝宝咬妈妈乳头的行为。但这也需要妈妈的耐心，就把这也当作一次对宝宝的教育过程吧。

❀ 训练宝宝的咀嚼能力

7 ~ 9 个月是宝宝的咀嚼发育关键月龄，如果错过，宝宝可能会出现进食行为异常，断奶困难，甚至出现营养不良等现象。因此，宝宝 7 ~ 9 个月时，家人要有意识地锻炼宝宝咀嚼食物的能力。根据辅食添加的原则，食物应由稀到稠，颗粒由细到粗，可以由在泥糊状食物里添加少量的小块固体食物开始，随宝宝适应程度再慢慢添加固体食物的量。

随着宝宝的生长，主动进食的欲望也在增强，喜欢自己抓东西吃，也可以用牙床进行咀嚼。家人可把食物切碎让宝宝用手抓着吃，或者给宝宝吃一些磨牙的小零食，还可以教给宝宝如何让食物在嘴里移动并做出示范，培养宝宝的进食兴趣。此外，家人在给宝宝喂饭时，可以自己做张嘴和咀嚼的动作，以便于宝宝进行模仿，进而引导和教会宝宝咀嚼。

咀嚼能力是需要锻炼的。咀嚼泥糊状和半固体食物要比吸吮液体的食物费力许多，所以开始时宝宝会有些不适应，甚至会拒绝，这时家人应该有足够的耐心，锻炼和帮助宝宝逐渐接受。

✿ 给宝宝喂药

宝宝生病了要及时就医。医生开出的药，需要给宝宝及时服用。但是，很多宝宝对药物的苦味非常敏感，从而对吃药产生不同程度的抗拒。喂药，成了宝宝生病期间的一大难题。

给宝宝喂药时，首先应该营造一个轻松、愉快的氛围，爸爸妈妈也要有足够的耐心，让生病的宝宝感觉舒适和放松。喂药之前，先给宝宝戴好围嘴，准备好纸巾，以防宝宝不配合而将药物洒到身上。家人可以把宝宝抱坐在自己的大腿上，把宝宝的一只手臂放到自己背后，用手把另外一只手臂握住，以免宝宝扭动身体。

如果医生给宝宝开出的药物是片剂，则需要根据医生的指导将药物先溶化成少量的药液，如果药量较多，可以将药分成多份。喂药的工具可以选择勺子或者塑料滴管。用勺子喂药时，应将勺子放在宝宝下唇处，待宝宝把药液吸进口中，再给宝宝喂一勺水，以减少宝宝嘴里的药味。使用滴管喂药时，需把吸入药液的滴管放入宝宝口腔，插至舌头与脸颊之间的位置后，再挤出药液，这样利于宝宝吞咽药物。需要注意的是，不要使用玻璃滴管，以免宝宝咬碎。

✿ 8 个月宝宝的辅食

8 个月宝宝的辅食主要包括蛋羹、烂粥、菜泥、肉泥、肝泥等。此时的宝宝可以用牙龈和新萌出的小牙磨碎那些软细的食物，所以，辅食仍需坚持软、烂、细、滑、清淡的原则，这样便于宝宝的咀嚼和吞咽。

爸爸妈妈可把鸡肝或肉蒸熟、捻烂，拌在粥里喂给宝宝吃；动物血含铁多，宝宝也容易消化吸收，在制作动物血时可少加一点植物油，以增加食品的香味，提高宝宝的食欲。

水果泥的制作比较简单，切开后直接用勺子刮取果泥喂给宝宝即可；胡萝卜、土豆、南瓜是非常理想的辅食食材，洗净、煮熟，去皮后用勺子压碎成泥状，就可以喂给宝宝；给宝宝制作鱼泥时要选择鱼刺少的品种，洗净隔水蒸熟后去皮去刺，压成泥状，可以搅拌在粥里一起喂给宝宝。

❀ 8 个月宝宝的食谱

这个阶段的辅食可以以米粉、蔬菜泥、果泥、鸡蛋羹、肝泥、豆腐泥、鱼泥、肉末和烂面条为主。食谱安排可参照如下标准：

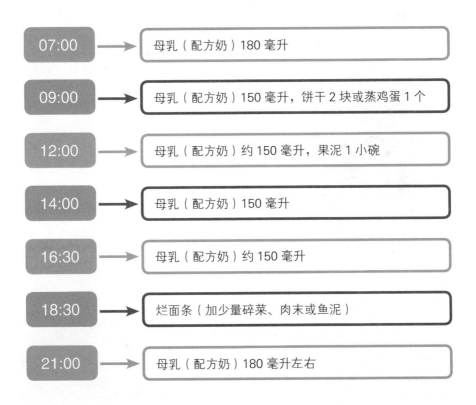

07:00	→	母乳（配方奶）180 毫升
09:00	→	母乳（配方奶）150 毫升，饼干 2 块或蒸鸡蛋 1 个
12:00	→	母乳（配方奶）约 150 毫升，果泥 1 小碗
14:00	→	母乳（配方奶）150 毫升
16:30	→	母乳（配方奶）约 150 毫升
18:30	→	烂面条（加少量碎菜、肉末或鱼泥）
21:00	→	母乳（配方奶）180 毫升左右

鸡 肝 粥

鸡肝中富含铁，可以有效预防宝宝贫血。

材　　料：鸡肝、软米饭

制作方法：

（1）将鸡肝洗净煮熟取一小块，用勺子碾碎成肝泥；

（2）鸡肝泥和软米饭放入锅中加少许水煮沸；

（3）把火调小，边搅边煮至米饭、鸡肝熟烂为止。

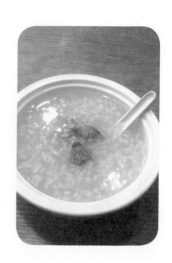

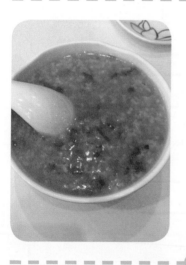

菠 菜 粥

　　菠菜中的纤维有助于宝宝肠道健康，促进宝宝消化。

材　　料：菠菜、白米粥

制作方法：

（1）1棵菠菜洗净，沸水焯一下即取出；

（2）把沸水焯过的菠菜切碎；

（3）白米粥做好后，把切碎的菠菜放入粥中，一同熬煮3～5分钟即可。

鱼 汤 粥

　　鱼汤味道鲜美，营养丰富，对宝宝的生长发育有很好的促进作用。

材　　料：大米、鱼汤

制作方法：

（1）大米淘洗干净，放入清水中浸泡1小时；

（2）加入鱼汤煮沸，小火慢煮至米粒熟烂黏稠。

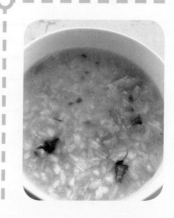

护理问答

Q：如何帮助宝宝顺利度过长牙期？

A：如果仔细观察，可以在宝宝即将出牙的牙龈上看到一个小突起，用手指摸起来硬硬的，有时牙龈上还会出现一点点红肿，这些都是正常的现象。长牙期间，宝宝的牙龈会有痒痒的感觉，咬着硬东西的时候，感觉会稍微好一些。有些宝宝会因长牙的不适而影响情绪，甚至导致食欲不佳，此时爸爸妈妈应给予宝宝更多照顾，帮助宝宝顺利度过长牙期。

（1）可以用洁净的手指轻轻按摩宝宝红肿的牙龈，这样会让宝宝感觉舒适一些；

（2）当宝宝不愿意吃东西时，可选择一点儿冷冻后的水果块或者松软一些的食物；

（3）保证宝宝入口的食物或者磨牙的物品安全、卫生；

（4）给宝宝提供牙胶或者苹果块、磨牙棒时，应随时在宝宝身边照应，以免发生误吞情况。

Q：如何训练宝宝坐便盆？

A：8个月时，可以训练宝宝用便盆大小便了。在准备阶段，先把便盆放在厕所，并告诉宝宝它的作用，如果宝宝只是把便盆当成玩具也无妨，只要宝宝熟悉便盆的样子即可。在大人上厕所时，可以给宝宝示范正确的如厕步骤，同时鼓励宝宝也学着大人的模样在小便盆上坐一会儿，经过这样一番预热，就可以正式训练了。

开始训练时，注意给宝宝换上易脱的内裤和裤子，每天固定几个时间段让宝宝坐在便盆上，比如早起睡醒后、吃饭后、外出晒太阳之前、临睡前等，慢慢引导宝宝养成规律的排便习惯。看到宝宝有想便便的意思时，可以直接跟宝宝说："走，咱们去拉粑粑。"如果宝宝一时没有便便，可以过一会儿再试一下，而不要让宝宝长时间坐在便盆上。

让宝宝坐上便盆之前，要确保便盆不是太凉。宝宝坐在便盆上时，不要给他/她喂饭或者玩玩具。每次宝宝便便完，应立即把他/她的小屁股擦洗干净，还要给宝宝把小手洗净，让他/她从小养成便后洗手的好习惯。宝宝的便盆要及时清洗，不要放在黑暗的角落，以免宝宝因害怕而拒绝坐盆。

Q：怎样培养宝宝的入睡习惯？

A：8个月的宝宝，白天的活动量越来越大，所以在夜间拥有高质量的睡眠非常重要。以下是可以帮助宝宝建立良好入睡习惯的好方法：

◎ 每天固定作息时间。一般来说，早上7点以前起床，晚上9点钟之前入睡是宝宝比较理想的作息安排，这样可以保证足够的深度睡眠时间。

◎ 设计宝宝的"入睡仪式"。每天按照这个程序执行，可以增加宝宝的安全感，让宝宝形成入睡的条件反射。比如，睡前给宝宝做按摩，陪宝宝一起躺下，给他/她讲故事或轻声播放摇篮曲。使宝宝意识到，听到妈妈讲故事或者听到某段音乐，就是应该闭上眼睛睡觉的时间了。

◎ 帮助宝宝过渡。开始时，宝宝需要哄着、抱着才可以入睡，爸爸妈妈可以通过给宝宝一个安抚物、轻拍宝宝、给宝宝唱歌等方式帮他/她过渡，逐渐培养宝宝自己入睡的好习惯。

如何避免宝宝过敏？

婴幼儿免疫能力低，是容易发生过敏性疾病的特殊人群。容易引起宝宝过敏的过敏源包括：花粉、尘螨、动物皮毛等吸入性过敏源，牛奶、花生、鸡蛋等食物性过敏源，以及化妆品、油漆、酒精等接触性过敏源。对于过敏体质的宝宝，爸爸妈妈需要通过一些措施，来帮助宝宝远离过敏源，减少过敏机会：

（1）远离吸入性过敏源：在花粉浓度高的春季应避免带宝宝外出，以减少与花粉的接触；保持室内卫生，勤晒或勤洗宝宝被褥、衣物，以减少尘螨；不养宠物，避免宝宝接触到动物皮毛而引起过敏。

（2）慎食食物性过敏源：添加辅食时，应注意由一种到多种的原则。新的食物添加后，应注意观察宝宝的适应情况，当发现宝宝对牛奶、花生、鸡蛋等食物有过敏反应时，就需要暂时停止添加这些食物，可用其他含有同等营养素的食物来替代导致过敏的食物。

（3）杜绝接触性过敏源：当宝宝对化妆品、油漆、酒精等过敏时，爸爸妈妈需要在家里密封保管好这些物品，以防宝宝因接触而引发过敏。

Q: 宝宝夜间哭闹怎么办?

A: 宝宝夜间哭闹的原因很多,比如饥饿、受到惊吓、生病、缺钙、尿床、消化不良、白天睡眠过多等都是常见的原因,需要妈妈及时找到问题的根源后"对症下药"。

饥饿是宝宝哭闹最主要的原因之一,特别是刚刚断掉夜奶的宝宝,家人可以通过拍拍、哼唱歌谣来帮助他/她重新入睡,也可以给宝宝喝一些水来满足他/她的吸吮需求,一般情况下,不需要再给宝宝喂奶了。做梦是造成宝宝夜间醒来哭闹的另一个主要原因。8个月大的宝宝已经具备记忆和联想能力,如果白天见到的新鲜事物太多、太杂,玩得过于激烈,情绪太激动,到了晚上梦到时可能会感到害怕,从而发生哭闹的情况。此外,环境吵、尿湿、出汗、被子太重等原因,也会让宝宝哭闹。爸爸妈妈可在找到原因后,采取相应的解决措施,并安抚宝宝再次入睡。如果宝宝是因为生病难受而哭闹,则需及时带到医院就诊。

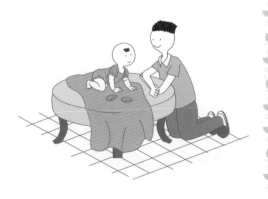

Q: 为什么要扩大宝宝的活动范围?

A: 8个月的宝宝已经会爬行了,小小的婴儿床空间不够大,束缚了他/她的行动,爸爸妈妈要积极为宝宝创造爬行的条件,让宝宝在不同环境中体验肆意爬行的乐趣。如果家里的客厅干净、平坦,可以把茶几等摆设移到墙边,留出客厅中一整块面积供宝宝随意爬行;如果社区举办宝宝爬行大赛,可以积极报名,让他/她与小伙伴一起爬行;户外活动时,可以在树荫下铺一张防潮垫,让宝宝呼吸着新鲜空气,在大自然的怀抱里爬行。

户外活动可以更多感受到阳光和新鲜空气,既满足宝宝好动与探索的本性,又能帮助宝宝心情放松,增进食欲,睡眠质量也会得到提高。带宝宝到户外运动时需要选择适宜的天气,给他/她穿合适的衣服。不过需要注意运动量要适中,不要让宝宝玩得过于激动,以免过度疲劳而影响宝宝夜间睡眠。

宝宝户外活动的时候,可以戴上一顶有小帽檐的帽子,以便保护眼睛不被强光伤害。晒太阳的最佳时间春秋季为上午9~11点,下午2~4点;夏季为上午9点前;冬季为正午前后。

户外活动时,可以让宝宝坐在童车里,让宝宝体验颠簸的小路,平坦的大道,上坡、下坡,爸爸妈妈甚至可以推车奔跑一段,让宝宝体验速度的乐趣。

早期综合发育

❀ 运动发育

爬行的好处

爬行是宝宝生长发育过程中的重要一环，通过爬行可以锻炼宝宝的胸部、背部、腹部的肌肉以及四肢肌肉的力量，促进四肢活动的灵活性及全身运动的协调性；可以扩大宝宝的视野和探索范围；可以增进宝宝大脑和小脑之间的神经联系，帮助大脑存储更多的记忆信息，从而促进宝宝认知能力的发展。同时，爬行还有助于宝宝视觉、听觉、空间认知能力的发展。由于爬行中枢的位置与语言、阅读中枢的位置接近，所以促进爬行对宝宝语言和阅读能力的提高也有帮助。

对宝宝而言，爬行属于非常剧烈的体力活动，热量消耗比坐着的时候增加一倍，比躺着的时候多两倍。这种体力消耗可以增进宝宝的体格发育，还可以增进食欲，同时也有助于宝宝的睡眠，全面促进宝宝生长发育。对于因早产或剖宫产而造成的感觉统合失调，爬行则是目前为止国际公认的最佳预防手段。

❀ 语言发育

让宝宝知道"不"的含义

宝宝尚小，不会像成年人那样对事情的对错有所判断，但已经能读懂爸爸妈妈的表情，并会根据大人的反馈来指导、影响自己的行为。这时，爸爸妈妈要善于利用宝宝发育中的这个特点来建立宝宝良好的行为准则，及时对宝宝进行教育，让宝宝了解"不"的含义。

爸爸妈妈在对宝宝说"不"时，表情应严肃，运用摆手、摇头的肢体语言或是不同于平常温和的声音，目的是要让宝宝明确知道——并不是想做什么都可以，也并不是想得到什么都能满足。宝宝会通过观察和长期的积累认识到"不"的含义，会下意识地避免再做曾经被家人说"不"的事情。

爸爸妈妈也不能对宝宝轰炸式地说"不"，频繁阻止宝宝，这样容易让宝宝对"不"产生听觉疲劳，限制了宝宝尝试和探索的机会，也会影响宝宝的自信。

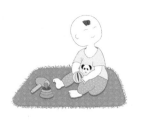

✿ 认知发育

宝宝喜欢撕纸

　　8个月宝宝的手部动作已非常灵活，当他/她发现通过自己的手部动作能够改变物体形态时，会获得极大的满足感和成就感，因此，撕纸成为这个阶段宝宝的最大乐趣之一。在很多成年人眼里，撕纸具有破坏性，宝宝的撕纸行为理所当然遭到了阻止。殊不知，撕纸是宝宝的新发现，也是一个可以自娱自乐的小游戏，看到被撕扯变形的纸，听到撕纸过程中发出的声音，都是宝宝的探索和乐趣。

　　当宝宝对撕纸感兴趣时，爸爸妈妈没必要制止宝宝，给宝宝提供面巾纸、毛边纸之类安全无毒、没有锋利边缘、不会划伤小手的纸张就可以了。爸爸妈妈有兴趣的话，还可以和宝宝一起玩撕纸的游戏，一起感受孩童的快乐。

✿ 生活与交往

宝宝的心理和社会行为发展

　　8个月左右的宝宝已经可以通过笑来表达自己的情绪，甚至学会了揣摸爸爸妈妈的思想和动机。当宝宝发现笑可以得到爸爸妈妈的肯定或者赞扬后，则会不断重复这个动作，以博得更多的关注。

　　在不熟悉的环境或者在陌生人面前，有的宝宝容易害怕，进而表现得对爸爸妈妈更加依恋，这是宝宝分离焦虑到来的初期表现，这种表现是宝宝心理发育中的一个里程碑。

　　有的宝宝开始知道占有和保护自己的物品，不希望被别人拿走。有的宝宝变得有点害羞了，比如见到生人时会把脑袋埋在妈妈肩膀上。害羞是宝宝自我意识萌芽的表现，不必矫正。但如果爸爸妈妈觉得宝宝过于害羞，可以通过增加宝宝与亲友或同龄宝宝接触的机会，或对宝宝的交往行为进行及时鼓励等方式进行温和引导。

❀ 宝宝的气质

专家根据宝宝的活动量、规律性、对新刺激的反应、对生活改变的适应能力、反应强度、情绪状况、注意力坚持度、注意力分散度、感觉阈等 9 大项指标，将宝宝的气质分为易养型、难养型和迟缓型三类。

易养型宝宝生活规律，容易接受新人或新事物并很快适应新环境，反应强度通常很弱，情绪多为愉快、友善，这类宝宝容易护理，讨人喜欢。与易养型宝宝相比，难养型宝宝生活较少规律，对新刺激反应退缩并对新环境适应慢，对事物反应很强烈，容易发脾气、不高兴。迟缓型宝宝行为反应强度弱，情绪略显消极，但又不像难养型的宝宝那样容易发生情绪变化，而是安静退缩，他们对新事物的适应度相对较低，需要较长一段时间之后才能适应。

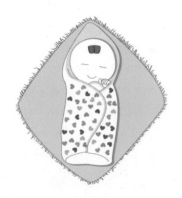

需要提醒爸爸妈妈注意的是，宝宝的气质并没有好坏之分。之所以要了解宝宝的气质，目的是更好地根据宝宝的气质特点，对宝宝进行教育和疏导，因材施教。

❀ 教宝宝认物

8 个月的宝宝白天醒着的时间越来越长，在肢体活动以及语言理解能力上有很大进步，爸爸妈妈可以在每天的上、下午各安排一次大约 5 分钟的认物游戏。

选择几件宝宝平日里喜欢的玩具或是喜欢吃的水果，一件件地摆出来，告诉宝宝它们的名称："这个是小狗，这个是苹果……"说的时候，语速要慢一些，多重复几遍，以帮助宝宝加深记忆。感觉宝宝对这些玩具或水果熟悉了之后，就可以升级成邀请宝宝按照名词指认，比如问宝宝："苹果在哪里？"如果宝宝回答正确了，妈妈应给予表扬和鼓励。宝宝的认物游戏可以延展到户外，家人可以教宝宝认识更多大自然中的事物，帮助他 / 她获取更加丰富的信息。

❀ 教宝宝辨认身体部位

妈妈跟宝宝游戏时，不仅可以教宝宝认物，还可以教宝宝辨认身体部位。游戏时，妈妈与宝宝面对面坐着，指着自己的鼻子告诉宝宝说"鼻子"，然后握住宝宝的小手触碰他/她的鼻子说"鼻子"。重复一段时间，宝宝便会记住鼻子的发音和身体部位。按照这样的原理，妈妈还可以在每天给宝宝洗脸、洗澡时，一边洗一边说："洗洗小脸蛋"，"洗脚丫啦"等。妈妈还可以问宝宝"妈妈的嘴巴在哪里"，"宝宝的眼睛在哪里"，让宝宝在互动的游戏中加深对身体部位以及相应名称的印象。

这一时期的宝宝很喜欢照镜子，会对镜子里的自己感觉很新奇，爸爸妈妈可以指着镜子教宝宝认识身体部位，久而久之宝宝就会明白镜子里的小朋友和自己的关系，也能辨认出自己的身体部位了。

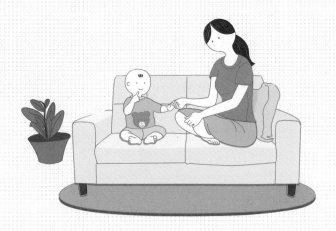

❀ 多鼓励，少训斥

人类天生就喜欢得到赞美，宝宝年纪虽小，也是如此。多鼓励宝宝有助于增强他/她的自信心，激发宝宝的求知欲和克服困难的勇气，有助于良好性格的养成。当宝宝表现优秀时，爸爸妈妈可以给宝宝亲吻、拥抱、微笑、言语等多种形式的鼓励，让宝宝获得满足感和成就感。

经常受到训斥的孩子，自信心会受到影响，甚至会养成自卑、胆小的性格。所以，即使在宝宝表现不佳，爸爸妈妈需要提出批评的时候，也不要采取训斥、怒骂的方法教育宝宝，更不能摔摔打打。因为宝宝尚小，对语言和行为的理解很有限，对待他/她的错误言行，爸爸妈妈要有足够的耐心，并以温和的语言和动作示意他/她正确的做法，借助正确的行动帮助宝宝纠正错误。

体检与疫苗

❀ 8 个月宝宝的体检

宝宝出生后应定期去医院体检并接种疫苗，以及时了解宝宝的身体健康状况，并且预防一些可能发生的疾病。

8 个月宝宝体检时的常规项目有身高、体重、头围、胸围、骨骼、心肺、大动作、听力测试等。对于出现低体重、消瘦、发育迟缓、厌食等特殊情况的宝宝，医生可能会采取血液检查等方式，更深入了解宝宝的身体状况，以便早发现问题，早进行治疗。

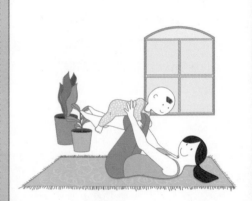

❀ 8 个月宝宝的疫苗接种

8 月龄的宝宝应接种麻疹疫苗。麻疹疫苗是减毒活疫苗，副作用轻，个别宝宝在接种后 6 ~ 10 天可能出现发热、红肿、一过性皮疹等情况，但一般持续时间较短，不会影响精神和食欲，也不需要特殊处理。如果宝宝的体温超过 38.5℃，且症状持续时间超过 5 天以上，应及时带宝宝到医院就诊。

需要注意的是，免疫力低下的宝宝不能接种麻疹疫苗。当宝宝正患传染病、处于某种疾病的恢复期、发烧，或患有结核病、心脏病、肾病、麻疹、水痘、化脓性中耳炎等情况时，也是不适宜接种麻疹疫苗的。

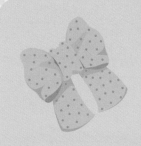

九个月宝宝

9个月是宝宝由坐到站的过渡阶段，宝宝可以轻松地爬行，在爸爸妈妈的帮助下，还能迈上几步呢！宝宝由爬到直立起来，再到学习行走，开始逐步走向新生活啦！

爸爸妈妈可以教给宝宝"谢谢"、"欢迎"、"再见"、"不要"等词的意义和手势，看着宝宝努力模仿的可爱模样，爸爸妈妈一定会忍俊不禁的。

医 生 的 话

1. 9个月的宝宝可以轻松地爬行，在家人的帮助下，宝宝还可以走几步。

2. 宝宝对积木之类的玩具很感兴趣，能用手取积木，并且拿着积木敲打。

3. 宝宝已经能够听懂家人的几个简单指令，还会做出"欢迎"、"再见"、"不要"等手势。

4. 宝宝年纪尚小，活泼好动，即使换尿布或换衣服时，他/她的注意力也都在自己的"节目"上，很难乖乖地配合。

5. 由于出牙的关系，宝宝还是会常吃手指，有时吃奶还会咬妈妈的乳头，也有的宝宝会哭闹、烦躁或是体温轻度升高，这都属于正常现象。

6. 如果天气适宜，可以多带宝宝到户外活动。外出活动时要根据气候的变换给宝宝选择薄厚适中的衣物。

7. 还要注意宝宝的饮食和个人卫生，不要让宝宝接触感冒人群，避免到人多、空间密闭的公共场所，谨防宝宝发生上呼吸道感染及病毒感染。

8. 千万不要忽视宝宝身边的安全隐患，更不可以让宝宝在房间或是推车里独处，以防发生意外。

生活指南

♥ 宝宝能吃的食物渐渐丰富起来，辅食量也进一步增加。土豆、白薯等根茎类食物及粗纤维食物，可以促进肠道健康，非常适合宝宝。

♥ 鱼类和豆制品也是宝宝不错的食物，因为这些食物富含不饱和脂肪酸，有利于宝宝的大脑发育。

♥ 爸爸妈妈可以开始训练宝宝使用学饮杯喝水、自己用勺子吃东西，逐步培养宝宝自己用餐。

♥ 在宝宝的长牙期，可以给宝宝一点儿如面包干、牙胶之类有韧性、能咬的食物或玩具，以减少宝宝的不适。

♥ 宝宝在这个时期常把小手伸到口内，爸爸妈妈要给宝宝勤洗手，勤剪指甲，以免引起牙龈发炎。

♥ 如果宝宝有较为危险的动作，爸爸妈妈应采取严肃的表情和语气制止宝宝，让宝宝知道"不允许"的含义。

♥ 由于宝宝还不具备安全意识，这就需要爸爸妈妈格外注意安全防护，比如电源插座使用防触电安全保护罩，带棱角的家具贴上防撞条等。

爸爸的任务

9个月的宝宝，全身肌肉发展更加完善，手部的精细动作也更加丰富，左右手也已经能够默契配合！爸爸可以经常陪宝宝做游戏，尽可能满足宝宝的好奇心。

除了对撕纸有兴趣之外，宝宝对"开抽屉"也很有兴趣，爸爸可以将玩具事先放进抽屉里，让宝宝伸手到抽屉里面取玩具，这与"藏猫猫"一样，都是宝宝最喜欢的游戏。此外，爸爸还可以将宝宝的小手交替放在冷、暖水中，或者是在户外活动时将宝宝的手放在石头、沙子上，让他／她的皮肤有更多的感知体验，这对于刺激宝宝的大脑发育非常有利。

这一时期的宝宝能够分辨出熟悉和陌生的环境，所以，有时见到陌生人宝宝会变得有些紧张、焦虑。爸爸可以邀请邻居的小伙伴到家里来玩耍，多带宝宝参与社交类活动，让宝宝接触更多的人，逐渐适应身边的各种环境。

① 发育状况

■ 宝宝的发育

　□ 大部分宝宝已经学会爬行

　□ 可扶住床头的栏杆站起

　□ 有的宝宝可发出"爸爸"、"妈妈"的声音

　□ 对颜色特别喜好

　□ 越来越喜欢和其他小朋友一起玩

　□ 很喜欢吃手或者啃食他/她能接触到的物品

■ 不适症状

时间：_____　　月龄：_____

不适症状：_____

_____

医生建议：_____

_____

■ 请教医生的问题

问题：_____

_____

医生建议：_____

_____

问题：_____

_____

医生建议：_____

_____

❤2 喂养记录

■ 喂养方式：

　　□ 混合喂养　　□ 人工喂养　　□ 添加辅食

■ 喂养具体情况：_____

_____

_____

■ 补充说明：

妈妈饮食特别记录	
添加辅食情况	
营养补充剂	
用药情况	
其他	

❤3 就诊记录

时间：＿＿＿＿＿＿＿＿＿＿ 身高：＿＿＿＿＿＿＿＿＿

体重：＿＿＿＿＿＿＿＿＿＿ 头围：＿＿＿＿＿＿＿＿＿

就诊原因：＿＿＿＿＿＿＿＿＿＿＿＿＿＿＿＿

＿＿＿＿＿＿＿＿＿＿＿＿＿＿＿＿＿＿＿＿＿＿＿

＿＿＿＿＿＿＿＿＿＿＿＿＿＿＿＿＿＿＿＿＿＿＿

＿＿＿＿＿＿＿＿＿＿＿＿＿＿＿＿＿＿＿＿＿＿＿

时间：＿＿＿＿＿＿＿＿＿＿ 身高：＿＿＿＿＿＿＿＿＿

体重：＿＿＿＿＿＿＿＿＿＿ 头围：＿＿＿＿＿＿＿＿＿

就诊原因：＿＿＿＿＿＿＿＿＿＿＿＿＿＿＿＿

＿＿＿＿＿＿＿＿＿＿＿＿＿＿＿＿＿＿＿＿＿＿＿

＿＿＿＿＿＿＿＿＿＿＿＿＿＿＿＿＿＿＿＿＿＿＿

＿＿＿＿＿＿＿＿＿＿＿＿＿＿＿＿＿＿＿＿＿＿＿

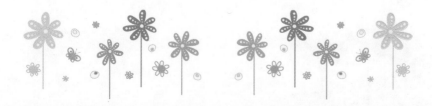

4 体检和疫苗

体检

宝宝的体检

宝宝 9 月龄

检查日期:＿＿＿＿＿＿＿＿＿＿＿＿

医生说:＿＿＿＿＿＿＿＿＿＿＿＿＿＿＿＿＿

＿＿＿＿＿＿＿＿＿＿＿＿＿＿＿＿＿＿＿＿＿＿＿＿＿＿＿

＿＿＿＿＿＿＿＿＿＿＿＿＿＿＿＿＿＿＿＿＿＿＿＿＿＿＿

＿＿＿＿＿＿＿＿＿＿＿＿＿＿＿＿＿＿＿＿＿＿＿＿＿＿＿

温馨提示

如果此前每个月的疫苗都按时接种了，9 个月的宝宝就没有要接种的疫苗了。

5 给宝宝的话

■ 妈妈的话

■ 爸爸的话

■ 心情随笔

6 照片

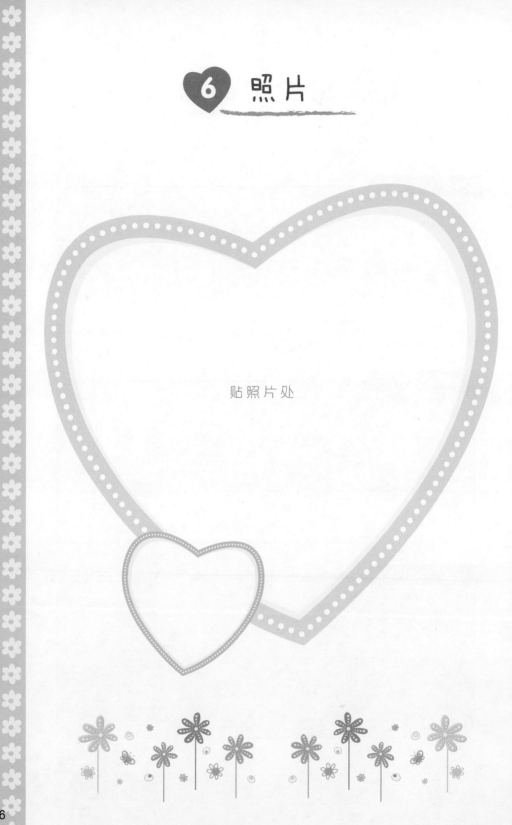

贴照片处

百科词条

快乐孕育

九个月

流脑：全称"流行性脑脊髓膜炎"，是由脑膜炎奈瑟菌引起的急性化脓性脑膜炎，主要患病人群为儿童。其病菌主要借飞沫由呼吸道直接传播，高热、头痛、呕吐、皮肤黏膜瘀点、瘀斑等是本病的主要表现，严重者可出现败血症休克和脑实质损害，甚至危及生命。

大动作：大动作是指较大幅度的动作，如头颈部、胳膊、腿、足部肌肉等做出的动作。婴儿的大动作通常包括抬头、翻身、坐立、爬行、行走等。

精细动作：精细动作一般是指宝宝运用手，特别是手指的操作能力，而这种能力的本质就是手—眼—脑之间的协调。3 岁之前是宝宝精细动作迅速发展的时期。

儿童早期综合发展：儿童早期综合发展 (简称 IECD) 是针对 0 ~ 3 岁的婴幼儿身心生长发育的特点，因地制宜地创造舒适的环境，开展科学的综合性干预活动，使儿童的体格、心理、认知、情感和社会适应性等诸多方面都取得健康发展。

单纯性肥胖：小儿单纯性肥胖是由于长期能量摄入超过人体的消耗，使体内脂肪过度积聚、体重超过一定范围的一种营养障碍性疾病。当体重超过同性别、同身高参照人群均值的 20% 时，即可称为肥胖。肥胖不仅影响宝宝的健康，而且还为成年期高血压、糖尿病、冠心病、痛风等疾病埋下隐患。

更多学习请登录快乐孕育孕妇学校
www.kuaileyunyu.com

生长标准

9 个月的宝宝，头部生长速度稍有减缓，身体四肢的长势加快。

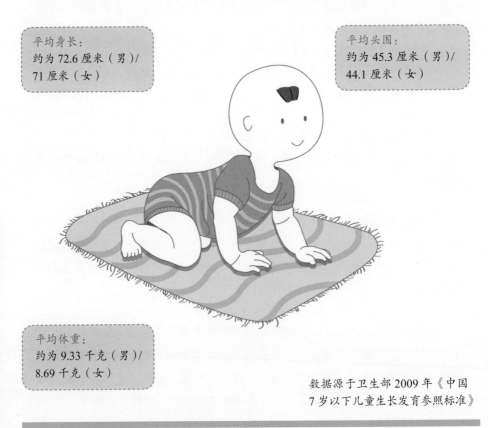

平均身长：
约为 72.6 厘米（男）/
71 厘米（女）

平均头围：
约为 45.3 厘米（男）/
44.1 厘米（女）

平均体重：
约为 9.33 千克（男）/
8.69 千克（女）

数据源于卫生部 2009 年《中国
7 岁以下儿童生长发育参照标准》

我的宝宝　身长：＿＿厘米　体重：＿＿千克　头围：＿＿厘米

发育里程碑

语言发育

9个月的宝宝知道自己的名字，听到家人叫自己名字时能够停止活动。宝宝已经能够理解更多的词汇，并能模仿成人的发声，有的宝宝已经能清楚地发出"爸爸"或是"妈妈"的声音。

认知发育

宝宝9个月时不但能认识父母的长相，还能辨认父母的身体和父母穿的衣服。此时宝宝会对颜色特别喜好，也热衷于注视迅速变幻的电视画面。宝宝能够指认一些简单的物体或者身体部位，还会主动配合大人玩藏猫猫的游戏。

运动发育

不需要倚靠任何物体，宝宝就能很稳地坐较长时间。大部分的宝宝已经学会爬行，并能够扶住床头的栏杆站起，也有的宝宝可以离开手扶物独站几秒钟，在成人的帮助下，可以自己向前迈步。而且自我意识开始增强，什么事情都想自己亲自动手。

情感社交发育

宝宝学会了区别陌生与熟悉环境，逐渐开始出现分离焦虑的萌芽，在陌生的环境和陌生人面前容易害怕，对爸爸妈妈更加依恋，这是孩子情感发育的一个里程碑。

营养与喂养

锻炼用勺吃饭

❀ 让宝宝喜欢吃水果

美味香甜的水果富含维生素和其他营养物质，可以丰富宝宝的味觉，对他/她的生长发育有诸多好处。喝配方奶以及吃细粮较多的宝宝，容易引起便秘，更需注意营养均衡。水果中富含膳食纤维，可刺激肠道的蠕动，加速排便，是缓解宝宝便秘问题的好方法。

但是，宝宝的肠胃功能较弱，添加水果也要和添加其他辅食一样，遵循由细到粗、由一种到多种的添加原则，这样不仅利于消化，还可以及时了解宝宝对新添加的水果是否适应。给宝宝添加水果时，可以从苹果、香蕉、西瓜、梨等常见的时令水果开始。水果要洗净、去皮、去核，做成果汁或者果泥，直接喂给宝宝或者将果泥、果汁混在米粉里喂给宝宝都可以。

❀ 水果不能替代蔬菜

水果和蔬菜都含有较多的维生素、矿物质以及其他一些营养物质，以至于许多人认为水果与蔬菜的营养成分有相近之处，宝宝不喜欢吃蔬菜，则可以用水果来取代蔬菜。殊不知，这是一种错误的饮食习惯。

每一种食物都有其独特的营养功效，水果替代不了蔬菜，蔬菜也不可以替代水果的作用。蔬菜中的维生素、矿物质、膳食纤维的含量高于水果，是宝宝生长发育所必需的，如果宝宝从小吃菜少，很容易日后造成偏食的毛病，或是因为吃肉过多而成为胖宝宝。

对于不喜欢吃蔬菜的宝宝，爸爸妈妈要有足够的耐心。日常饮食中，可以将蔬菜泥与宝宝喜欢吃的肉、蛋类食物混在一起；或是将菜与肉一起做成饺子、馄饨等馅类的食物，逐渐让宝宝喜欢吃蔬菜。当宝宝稍大一点儿时，可以在宝宝的睡前故事中增加"大力水手"，让宝宝慢慢喜欢能带来神奇力量的绿色蔬菜——菠菜。

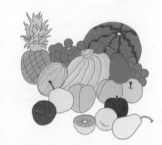

❀ 训练宝宝用勺吃饭

一般来说，如果宝宝掌握了用手指捏拿东西的能力，就意味着他／她可以开始尝试用勺子自己吃饭了。刚开始练习用勺子，爸爸妈妈可以在给宝宝喂饭时，让他／她拿着一个勺子玩耍，目的是先熟悉勺子的样子，学习大人拿勺子的方法。喂饭过程中，可以跟宝宝玩"交换勺子"的游戏，把大人用来喂饭的勺子和宝宝手里玩的勺子进行交换。教给宝宝拿勺子时，应尽量握住勺柄的上端，而不要抓住勺柄的下部。如果宝宝喜欢使用左手拿勺子，也不必强行进行纠正。家人最好为宝宝准备一个吸盘碗，这样，碗底就可以固定在餐桌上，更便于宝宝自己使用勺子吃饭。

在食物选择上，最好从软软的泥状食物开始，这样宝宝可以比较容易地用勺子盛起食物。起初宝宝不是马上能够准确地把食物送进口中，需要家人在一旁演示、指导和协助。如果担心宝宝自己吃饭比较慢，导致食物变凉或是延长就餐时间，可以采取大人和宝宝各拿一把勺子的方式，宝宝自己吃一口，家人喂一口，交替穿插进行。

要从小培养宝宝专心进食的习惯，不要边吃边玩。如果食物洒在衣服或是地上，爸爸妈妈不要训斥宝宝，因为宝宝尚小，这是他／她学习的过程，衣服脏了可以洗，重要的是让宝宝保持愉快的心情。当宝宝做得好的时候，家人应用积极的语言进行表扬，吃完饭后，家人可用亲亲抱抱的方式对宝宝表示鼓励。

❀ 用杯子喝水

宝宝习惯了使用奶瓶，但用奶瓶喝水时流速过快，很容易被呛到，宝宝还会常常因白水不像奶或是果汁那样有味道而拒绝喝水。要让宝宝学会和成人一样地使用杯子喝水，半岁到 1 岁之间是帮助宝宝从奶瓶向杯子过渡的最佳时机。

宝宝自己用杯子喝水，可以训练其手部的小肌肉，发展脑 – 手 – 眼的协调能力。大多数母乳喂养的宝宝可以从 5~6 个月起开始用鸭嘴式学饮训练杯，到了9 个月就可以尝试使用吸管杯了。因为宝宝从吸水改成喝水，吸吮方式上有了不小的变化，所以建议先用学饮杯慢慢适应，再过渡到吸管杯或正式对着杯口喝水。

刚开始用杯子喝水时，不要给宝宝的杯子中倒太多水，以免呛到宝宝，待宝宝熟练用杯子喝水后再逐步增加杯子里的水量。当宝宝拿起水杯时，爸爸妈妈可以在旁边先做个喝水的示范动作，或者帮着宝宝扶住水杯，帮助他／她掌握杯子倾斜的角度，既能喝到杯子里的水，也不至于将水洒在外面。

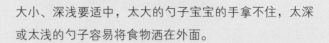

❀ 勺子的选择

大小、深浅要适中，太大的勺子宝宝的手拿不住，太深或太浅的勺子容易将食物洒在外面。

材质不宜太硬，且不易破损，边缘要光滑。软头的塑料勺子，不会弄痛宝宝的齿龈，也不怕摔，是不错的选择。

不锈钢勺子传热快，质地硬，不适合宝宝使用。

颜色鲜艳、印有卡通图案，是宝宝比较喜欢的勺子式样。

弯柄勺子，适合宝宝抓握，更容易将食物送入口中。

宝宝要有自己的专用勺子，不能与成人的勺子混用。

❀ 改善宝宝的食欲

宝宝食欲差，是很令爸爸妈妈头痛的一件事情。其实，只有少数宝宝是由于缺乏微量元素、贫血等病理性因素导致食欲不振，而较多的情况是由于没有养成良好的进餐规律，吃饭不定时、定量，或者边吃边玩、注意力分散等因素影响了宝宝对进食的兴趣。但如果宝宝的健康与精神状态良好，偶尔出现食欲不佳，爸爸妈妈也不需要过于在意。

想要提高宝宝的食欲，爸爸妈妈要在辅食制作上下功夫，不仅要考虑食物的营养，还要从食材、色、香、味、形以及餐具上吸引宝宝；适宜的就餐环境、固定的用餐时间、固定的用餐场地和座位也很重要；吃饭的过程当中，不能让宝宝边玩边吃，如果食物洒在身上或者打翻了碗盘，爸爸妈妈不要训斥，以免宝宝对吃饭产生恐惧心理，影响宝宝对食物的兴趣。

多一些室内外活动有助于增加宝宝的食欲，通过合理、适量的运动，让宝宝的身、心都动起来，胃口也会随之好起来。

❀ 9 个月宝宝的食谱

9 个月的宝宝咀嚼能力逐渐增强，可以添加一些更稠的辅食了。宝宝的辅食食材选择应丰富一些，不仅可以为他 / 她的生长发育提供更多营养素，也可避免日后偏食。除了鸡蛋羹、猪肝泥、鱼肉泥、烂面条、猪肉末、鸡肉粥、碎菜、豆腐泥、虾泥之外，也可以根据宝宝的适应和喜好添加一点儿小饼干之类的固体食物。

辅食的制作还应继续遵循细、碎、软、烂的原则。制作辅食时不要放盐，不用油炸，以利于宝宝对食物的咀嚼和消化。

9 个月的宝宝食谱可参照如下标准：

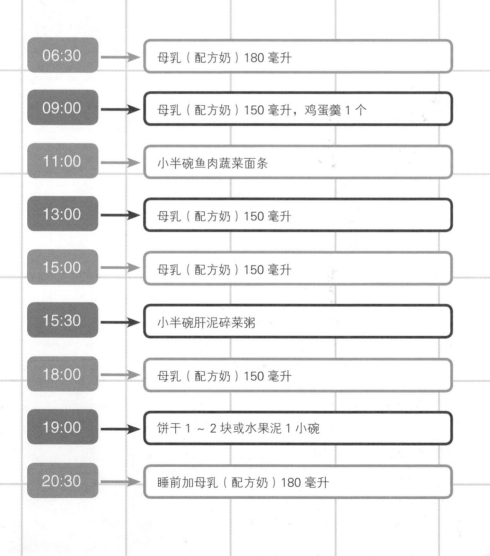

06:30	母乳（配方奶）180 毫升
09:00	母乳（配方奶）150 毫升，鸡蛋羹 1 个
11:00	小半碗鱼肉蔬菜面条
13:00	母乳（配方奶）150 毫升
15:00	母乳（配方奶）150 毫升
15:30	小半碗肝泥碎菜粥
18:00	母乳（配方奶）150 毫升
19:00	饼干 1 ~ 2 块或水果泥 1 小碗
20:30	睡前加母乳（配方奶）180 毫升

❀ 辅食制作

虾肉白菜馄饨

虾仁中含有丰富的蛋白质，白菜中含有钙、磷、锌以及纤维素，可增强宝宝免疫力。

材　　料：鲜虾肉、白菜、面粉、食用油

制作方法：（1）鲜虾剥壳，去掉虾线，剁碎；

（2）白菜剁碎、挤水，与虾肉末搅拌成馅；

（3）用馄饨皮包裹住虾馅；

（4）清水烧开，将馄饨放入开水锅中煮熟。

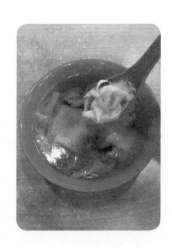

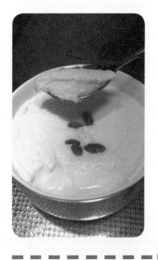

鸡　蛋　羹

为宝宝提供丰富的优质蛋白及人体必需的氨基酸，满足宝宝生长需要。

材　　料：鸡蛋1个

制作方法：（1）生鸡蛋打散；

（2）加适量温开水，水与蛋液的比例是2:1；

（3）将蒸锅中的水烧开，再把打散的蛋液放在蒸屉上，小火蒸10～15分钟；

（4）锅盖可稍留点缝，蛋羹滑嫩，口感细腻。

小米山药粥

营养丰富，利于消化。

材　　料：小米、山药

制作方法：（1）将山药去皮，洗净切片；

（2）小米淘洗干净；

（3）锅里放水，把小米和山药放入锅中；

（4）旺火煮沸后转为微火熬制，待小米和山药熟烂黏稠为止。

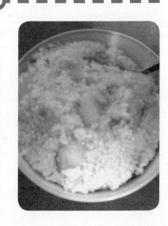

孕妇学校·教材·网络孕校·移动应用 **全方位服务**

244

护理问答 ◇◇◇◇◇◇◇◇◇◇◇◇◇◇◇◇◇◇◇◇◇◇

Q : 宝宝日常用品中的有害物质有什么？

A : 宝宝日常用品中的主要有害物质有：苯甲酸酯类、甲醛、氯化苯胺松宁、色素、PET（聚乙烯对苯二甲酸酯）等，主要存在于湿巾、纸尿裤、洗护产品等日常护理用品以及一些塑料容器、玩具、家居产品中。

不适当的操作或者不良生活方式也会将一些有毒物质带给宝宝。如将热牛奶长时间置放于塑胶奶瓶中、使用微波炉、在宝宝面前吸烟等等。为减少有毒有害物质对宝宝的侵扰，应将温度计、电池等家庭日用品妥善保管，小心使用；若家人工作环境有可能接触有毒有害物质，则应在回家前洗澡、更衣、换鞋。

此外，还应注意帮宝宝养成良好的卫生习惯，宝宝使用的餐具以及食物要注意清洁卫生，餐前、便后、睡前，用肥皂和清水为宝宝洗手；避免宝宝近距离接触浓妆艳抹的亲友，不要啃咬表面涂有油漆的物品等。

Q : 如何给宝宝创造安全的居家环境？

A : 宝宝的家居生活中总会藏有一些安全隐患，需要细心的家人认真对待，全心照护。

◎ 宝宝的小床上不要放置衣物或其他东西，特别是包装纸、塑料袋、尿布等杂物，避免宝宝误食。

◎ 提防容易烫伤宝宝的物品。家中的热水瓶、电熨斗、装有热水的杯子以及刚从灶火上取下的炊具等，都应远离宝宝，放置到宝宝够不到的地方。

◎ 收好刀、叉、剪、毛衣针等尖锐物品，也不要让宝宝拿着筷子等物品在手里玩耍，以防宝宝误伤自己。

◎ 家里的电源、电线要进行防护处理，避免宝宝触电；桌子应包上防护桌角，以防碰撞，发生意外。

◎ 给宝宝洗澡时，不要离开宝宝，以免发生溺水险情。

◎ 不要让宝宝在房间内或是推车里独处，以防发生意外。

Q：家居摆设要注意哪些问题？

A：很多对于成年人构不成威胁的家居摆设，对于年幼的宝宝来说却是安全隐患，所以爸爸妈妈需要以宝宝的视角来检查家居环境，确保他/她的安全。

（1）沙发：不要让不会爬行的宝宝独自坐在沙发上，以免跌落受伤；

（2）桌角：宝宝的头部恰好在桌角的高度，应使用防撞角物品将桌角包起来，以免发生磕碰；

（3）电线插座：最好将电源插座装上安全防护扣，以免宝宝的小手指触电；家里的电线不要暴露在宝宝活动的范围，以免绊倒宝宝；

（4）垃圾箱：家里的垃圾箱最好有个盖子且放到宝宝不容易发现的地方，以防宝宝顺手把垃圾箱里的东西捡起来放进嘴里；

（5）房门：给房门装上安全门卡，以免不小心开关门时夹到宝宝的小手；

（6）橱柜、抽屉：宝宝非常喜欢发现橱柜或抽屉里的秘密，最好还是装上安全锁，以免宝宝自行拉开、关闭时夹到手指。

Q：宝宝安全注意哪些细节？

A：宝宝一天天在长大，本领越来越多，也越来越调皮。有时稍不留神，宝宝就容易走出看护人的视线甚至发生危险。家中的以下细节，应引起爸爸妈妈注意，避免意外发生：

◆ 不要让宝宝在房间里独自玩耍，宝宝不可以离开看护人的视线；

◆ 小件电器不用时最好及时断电；

◆ 阳台、窗户最好安装栅栏，不要在阳台或窗户前面放置凳子等可以让宝宝踩踏的东西，以免宝宝爬上窗户发生危险；

◆ 给宝宝准备洗澡水时，不要先在盆里放好热水，然后转身去取凉水，因为宝宝在一旁等待的刹那，有可能误入水中而发生烫伤；给宝宝洗澡时，时刻不要离开他/她；

◆ 家里的浴缸或较大的盆中不要存放积水，以防宝宝跌入水中发生危险；

◆ 玻璃、铅笔、扣子、发卡、弹珠等易碎、尖锐或是易被宝宝误吞的物品，不应作为宝宝的玩具；

◆ 不要让宝宝自己吃果冻；

◆ 不要让大宝宝照看小宝宝；

◆ 最好在床、沙发前面铺上软垫，防止宝宝摔伤；

◆ 宝宝的活动空间不要摆放杂物，不要有积水，防止宝宝绊倒或滑倒。

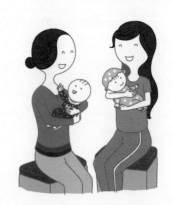

Q：冬日取暖应注意什么问题？

A：保暖是冬季刚出生的宝宝需要面临的一个重要问题。一般来说，冬季家里的室温应保持在22℃～24℃，如果达不到上述温度，则需要采用燃煤炉、空调、电热毯、热水袋、电暖气等方式为宝宝保暖。其中，电器取暖时，应注意使用方法以及用电安全。

使用电热毯取暖时，应先调到"高热"开始预热，待温度提高后关掉电源方可让宝宝睡在电热毯上。初次使用后要注意观察宝宝，如发现他／她出现过敏等异常情况，则不要继续使用。另外，

不要让宝宝长期使用电热毯，以免引起脱水、口干、便秘、尿短赤等现象。

使用热水袋取暖时，水温不要过高，时间不可过长，还要经常变换位置。因为宝宝皮肤稚嫩，对刺激比较敏感，长时间将热水袋放在一个部位，容易造成"低温烫伤"。

使用空调取暖时，要注意房间的湿度调节，最好使用加湿器，以免空气过于干燥；使用电暖气、电烤灯等取暖设备时，要注意设置防护装置，不要让宝宝触碰造成烫伤；不要使用电暖器和电烤灯之类的取暖设备烘烤衣物，以免燃烧发生火情。

家中常见的化学物品中毒

家中的药物、酒精、洁厕灵、洗衣粉、水银温度计等含有化学成分的物品，一定要妥善保管，安全放置，以免发生宝宝误食化学物品而中毒的意外事件。

当宝宝误食少量药物或者含有酒精的液体时，可能会出现呕吐、胃痛、腹泻、心率变化、血压变低等症状；当宝宝误食少量洁厕灵、清洁剂、洗衣粉等具有腐蚀性的化学品时，可能会出现皮肤和食管烧伤，甚至发生呼吸和吞咽困难。

误服化学物品后，宝宝也许会在30分钟之后，或者更长时间才会表现出症状反应。如果发现宝宝可能是误食了某种化学危险品时，家人应在第一时间为宝宝去除口中的残留物，并立即赶往医院；如果宝宝皮肤粘到腐蚀性液体，则要先脱掉被腐蚀处的衣服，然后用流动的水冲洗被腐蚀的皮肤，持续15～20分钟，然后拨打120急救电话或者送往医院；如果危险品不慎进入宝宝的眼睛，应先让宝宝将头侧向一边，用温开水缓缓地冲洗其眼睛部位，之后再拨打120急救或送往医院。

✿ 早期综合发育与潜能开发 ✿

早期综合发育

✿ 运动发育

大部分9个月的宝宝都已学会爬行，只不过有些宝宝还是刚刚起步的匍匐前进，而有些宝宝已经可以腹部离地的手膝爬行了。对于还处在初级阶段的宝宝，家人可以通过帮宝宝扶住腰部来增加其双手双脚的力量；对于已经能够随意爬行的宝宝，则可以通过在地板上放置沙发靠垫、枕头等"障碍物"，来帮助宝宝提升爬行水平，增加爬行的乐趣。

这一时期的宝宝，腿部力量越来越强，只需稍稍借助大人的力量就能站起来，甚至能独自站立一会儿。家人可以有意识地帮他/她扶着沙发、床沿、茶几等支撑物站起来，但要注意控制时间，更不要勉强宝宝过早地练习走路。

宝宝灵活的手指对敲敲打打的游戏很是热衷。玩积木时，宝宝可以两手各执一块，一会儿单手敲、一会儿对着敲，很是陶醉。可以把积木放进盒子里，让宝宝掀开盖子或是伸手去把积木摸出来，这种与玩具"捉迷藏"的游戏会让宝宝更开心。

✿ 语言发育

9个月的宝宝语言能力有了很大进步，已经能听懂很多简单的日常词句，比如说到"洗澡"、"吃饭"、"出门"时，宝宝会知道即将要做什么事情。这段时间，家人可以教宝宝一些生活中常用物品的名称以及宝宝熟悉的家人称谓，以锻炼宝宝的语言能力。

帮助宝宝学习说话，最有效的方法就是多与宝宝交流。每天给宝宝唱歌、念童谣、讲故事都是自然且有效的锻炼方式。与宝宝的对话不必拘泥于场合，洗澡的时候、吃饭的时候、户外活动的时候，爸爸妈妈可以随时把手里拿的每样东西，正在做的每件事情都说给宝宝听，如果他/她听懂了并模仿，爸爸妈妈应及时给予表扬和鼓励。

宝宝的先天发育情况各不相同，有些宝宝语言发育较晚，也是正常的现象，切不可操之过急。培养宝宝的语言能力是一个需要耐心的过程，如果爸爸妈妈过于心急，反而会适得其反，使得宝宝对说话产生恐惧和逆反心理。

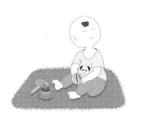

✿ 认知发育

宝宝的"口探索"

　　9个多月的宝宝似乎很喜欢吃手或者啃食他/她能接触到的物品，这是口欲期的一种表现，专家把这种行为称为婴儿的"口探索"，这是宝宝了解身边事物的一种方式，爸爸妈妈可以通过转移注意力等方式阻止这一行为，同时，也要用略显严肃的言语告诉宝宝不可以吃手。随着他/她各种能力的增强，会逐渐由"口探索"进入到"手探索"阶段，从而对吃手渐渐失去兴趣。

　　如果看到9个月的宝宝吸吮手指，先要确认是不是因为乳牙萌出而造成的牙龈痒痛，如果不是，那么很可能就是宝宝因为无聊而做的一个小游戏。此时，如果单一制止不一定会生效，家人可以给他准备一个牙胶之类可以啃咬的玩具，还可以用说话、讲故事、做游戏等方式，分散宝宝吃手的注意力，逐渐帮他/她改掉吃手的习惯，这样还可以促进宝宝的智力开发和情商培育，一举两得。

✿ 生活与交往

培养宝宝的社交能力

　　9个月宝宝的社交能力开始增强，他/她会越来越喜欢去同龄宝宝多的地方玩耍，与小区里的同龄小朋友一起玩耍时，会表现得很兴奋。特别是对比自己大的小朋友，还会表现出很好的亲和力。在与小朋友的交流过程中，宝宝会予以回应，看到大宝宝跑动或者说话时，他/她也会跟着着急。宝宝与玩伴活动期间，爸爸妈妈要观察宝宝的反应，多鼓励宝宝参与小伙伴们的游戏，如果宝宝有不正确的行为，则要给予及时的制止和纠正。

　　尽管我们不勉强每个宝宝都成为社交家，不过通过社交活动来提高宝宝与人交往的能力，适应身边的人和环境并养成开朗、大方的性格，还是很好的锻炼。想要培养宝宝良好的社会适应能力，爸爸妈妈也要在平日里以身作则，因为父母日常与家人、朋友、同事、邻居、陌生人的待人接物以及语言表达方式，会对宝宝有着潜移默化的影响。

❀ 让宝宝继续爬行

爬行运动对于宝宝的好处颇多，不仅可以促进新陈代谢，有利于宝宝生长发育，还可以通过视觉、听觉和触觉等感官刺激大脑的发育，促进宝宝的智力开发和协调动作。

爬行让宝宝感知的世界又扩大了许多。这时，宝宝需要更大的活动空间来满足他们活跃的四肢，并充分锻炼手脚并用的能力，为今后的站立和行走打下良好基础。

一般来说，宝宝能够熟练地爬行之后，很快也就能扶着东西站起来了，再接着才是独自站立和行走。所以，在宝宝刚刚学会爬行的时候，不可急于让他／她立刻学习站立或是走路，爸爸妈妈要顺应宝宝的生长发育规律，让宝宝充分享受爬行的乐趣。

❀ 帮助宝宝站起来

由于遗传潜质以及个体发育的差异，每个宝宝学会站立的时间各不相同。但科学研究证实，大多数宝宝在9～10个月前后可以较好地站立。因此，当宝宝表现出站立的欲望时，爸爸妈妈可以为他／她提供一些简单的帮助，例如扶着宝宝，让宝宝尝试着站起来。

有些爸爸妈妈担心宝宝站立过早、走得过早会影响腿部和运动能力的发育，其实，此类练习只要时间不长，宝宝不很疲乏，就大可不必担心。从生长发育角度来看，只要宝宝能够自主地控制站立和行走，就说明他／她的下肢发育已经具备站立的能力并且为迈步行走做好了准备。因为如果大脑神经、骨骼肌肉的协调发展还不成熟，宝宝的下肢是无法实现主动运动的。

❀ 教宝宝说话

多讲、多说，是教会宝宝说话的唯一秘诀。宝宝不会说话但并不代表着他／她听不懂成人的语言，因此，不要觉得宝宝听不懂就不与他／她对话，你说得越多，宝宝就学得越快。爸爸妈妈可以多采用聊天、讲故事、玩游戏的途径让宝宝记住一些简单的词汇。

有的宝宝在9个月大的时候，已经开始会叫爸爸、妈妈诸如此类的双叠词语，但大多是名词。在与宝宝说话时，应尽量放慢速度，说得清楚些。例如日常生活中起床、洗脸、吃饭时，可以与宝宝说："早上好，宝宝要起床了"、"宝宝现在要洗脸了"、"宝宝现在要吃饭了"、"这是宝宝的奶"、"这是宝宝的勺子"等等。久而久之，宝宝就会把语言和动作、物品一一地对应起来。

尽管良好的家庭关系和语言学习环境对于宝宝的语言发育有很多帮助，但宝宝学会说话的时间有早有晚，因人而异，爸爸妈妈不必急于求成，只要坚持不懈地为宝宝创造学习语言的机会及条件，过不了多久，他 / 她就可以与爸爸妈妈对话了。

✿ 宝宝的坏脾气

良好的教育能够发掘孩子的智力潜能，也能培养宝宝良好的个性品格。面对宝宝的坏脾气，爸爸妈妈最需要做的是了解宝宝，通过正确的方式进行教育和疏导。同时，爸爸妈妈自己的脾气也不要暴躁，避免宝宝把大人"发脾气"当成自己的楷模。

排除疾病情况外，宝宝发脾气的原因无外乎需求没有得到满足。这时，面对宝宝的脾气，家人不能一味地迁就，答应他 / 她的要求；也不能听之任之、置若罔闻；更不能怒气冲冲，责骂宝宝，这样对宝宝的健康成长会有不好的影响。

平时游戏玩耍的时候，也是给宝宝讲道理的好时机，不要等到发脾气时才对宝宝进行教育。如果宝宝发了脾气，可以采取冷处理的方式，或是轻轻地拥抱住他 / 她，慢慢地帮助宝宝平静。

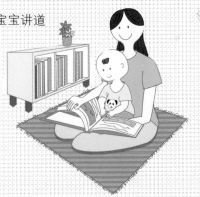

体检与疫苗

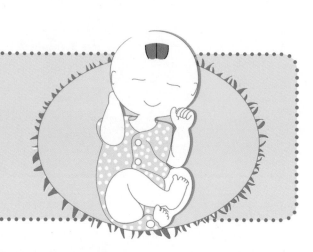

❀ 疫苗接种

如果此前每个月的疫苗都按时接种了，9个月的宝宝就没有要接种的疫苗了。

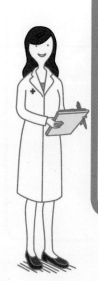

❀ 不要忽视宝宝体检

9个月宝宝的体检项目属常规项目，基本包括测量身高、体重、视力、囟门、皮下脂肪、肢体柔韧度、生殖器等，此外医生还会对9个月宝宝应掌握的大动作进行检查。有的爸爸妈妈认为宝宝在家的表现良好，常规项目的体检就不用参加了，这是错误的认识。

医生是医疗保健专业人员，即使在常规项目的检查中，往往也能发现普通父母在家里察觉不到的隐患，比如内脏器官的发育、肢体发育的趋势，以及性早熟之类的倾向。所以，家人应按照儿童保健手册规定的时间、项目带宝宝进行体检。体检时，家长还可以将自己的育儿疑惑向医生面对面咨询，得到专业的指导。

十个月宝宝

宝宝
第十个月

小家伙是不是已经能够"走两步"啦，而且还能够将常见物品与名称对应起来，宝宝这么聪明，越来越招人喜欢了吧？

10个月是宝宝从婴儿走向幼儿的关键时期，有很强的求知欲和表现欲，爸爸妈妈一定不要吝惜对宝宝的赞美之词，及时的表扬与鼓励，有助于宝宝对正确的行为强化记忆，并利于树立宝宝的自信心哟。

医 生 的 话

1. 10个月的宝宝一般已长出4颗牙齿。

2. 宝宝现在可以独站片刻，扶着床沿还能走上几步。

3. 小家伙不仅能将常见物品与名称对应起来，还可以模仿
    "欢迎"、"再见"之类的成人动作，越来越招人喜欢了。

4. 随着辅食添加的种类增多，这时期的宝宝对吃的兴趣增
    加，食欲明显增强。

5. 这个月龄有的宝宝会出现"枕秃"，但不一定就是佝
    偻病，患病与否需要由儿童保健医生给出专业的诊断。

6. 如果宝宝到10个月还没有出牙，爸爸妈妈不要盲目给宝宝
    补充钙剂，补钙与否，应听从儿科医生的意见。

孕妇学校·教材·网络孕校·移动应用

全方位服务

254

生 活 指 南

♥ 辅食添加过程中，爸爸妈妈可以查找一些宝宝的美食菜谱，也可以向有经验的妈妈取经，尽量把辅食做得丰富多样，美味诱人。

♥ 给宝宝做粥时可以选择青菜、肉末、南瓜等与白米粥颜色反差大些的食材，或者使用漂亮可爱的卡通图案餐具等，以增加宝宝对食物的兴趣。

♥ 如果遇上宝宝特别爱吃的东西，要对食量加以限制，不要让宝宝暴饮暴食，以免出现消化不良，或是腹痛、腹泻等情况。

♥ 爸爸妈妈要教育宝宝按时吃饭，不挑食、不偏食，吃饭时要专心，不能边玩耍边吃饭，从小培养良好的饮食习惯。

♥ 当宝宝表现优秀，完成一项语言或者动作学习任务时，爸爸妈妈应及时给予表扬和鼓励，有助于宝宝对正确的行为强化记忆，利于树立宝宝的自信心。

♥ 随着手部动作更加自如，宝宝脑一手一眼的协调性也越发完善，能完成推门、拉开柜子、把杯子里的水倒掉等一系列动作。

♥ 宝宝的活动范围进一步扩大，好奇心增强，喜欢随处乱摸乱拿，因此家人对宝宝的照顾更要细心周到，避免不安全事件发生。

爸爸的任务

宝宝已经有了自己的脾气，有时还会表现得很"倔强"，对自己不满意的事情显示出抵抗情绪，或发出奇怪的声音表示自己的态度，甚至会与家人发生"冲突"。这种情况下，爸爸不可以置之不理，要配合"慈母"做好"严父"的角色。因为现在是宝宝性格的养成期，对于宝宝的一些不正确行为，爸爸不要纵容，应积极配合妈妈有意识地让孩子明白自己的错误并加以改正。给宝宝讲道理时，爸爸要注意观察宝宝的情绪变化，注意自己的语气要柔和，语速语调不要急躁。

10个月的宝宝从躺卧发展到直立并学习迈步，这是动作发育的一大进步，同时也对宝宝的家居环境安全提出更多要求。为防止宝宝出现触电、烫伤等危险事故，爸爸要将家中的电插座放在较高、隐蔽、安全的地方；家中盛开水的容器、电熨斗等物品要妥当安置，放在宝宝摸不到、够不着的地方。

❤1 发育状况

■ 宝宝的发育

　□ 爬行迅速，大人牵着手会走

　□ 在家人的引导下，可以用简单的动作表达自己，比如拍手欢迎等

　□ 对自己吃饭有极大的兴趣

　□ 表现出自我主张，比如用"不"作为口头语

　□ 开始懂得"害怕"，如黑暗的房间、突然的巨响等

　□ 对周围事物表现出浓厚的兴趣

　□ 运动协调能力越来越强

■ 不适症状

时间：_____ 月龄：_____

不适症状：_____

_____

医生建议：_____

_____

时间：_____ 月龄：_____

不适症状：_____

_____

医生建议：_____

_____

时间：_____ 月龄：_____

不适症状：_____

_____

医生建议：_____

_____

■ 请教医生的问题

问题：_____

_____

医生建议：_____

_____

问题：_____

_____

医生建议：_____

_____

问题：_____

_____

医生建议：_____

_____

2 喂养记录

■ 喂养方式：

　　□ 混合喂养　　□ 人工喂养　　□ 添加辅食

■ 喂养具体情况：＿＿＿＿＿＿＿＿＿＿＿＿＿＿＿＿＿＿

＿＿＿＿＿＿＿＿＿＿＿＿＿＿＿＿＿＿＿＿＿＿＿＿＿＿＿

＿＿＿＿＿＿＿＿＿＿＿＿＿＿＿＿＿＿＿＿＿＿＿＿＿＿＿

■ 补充说明：

妈妈饮食特别记录	
添加辅食情况	
营养补充剂	
用药情况	
其他	

❤3 就诊记录

时间：_____　　身高：_____

体重：_____　　头围：_____

就诊原因：_____

_____

_____

_____

时间：_____　　身高：_____

体重：_____　　头围：_____

就诊原因：_____

_____

_____

_____

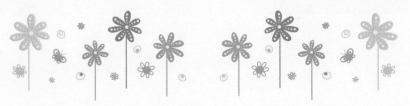

4 给宝宝的话

■ 妈妈的话

■ 爸爸的话

■ 心情随笔

5 照片

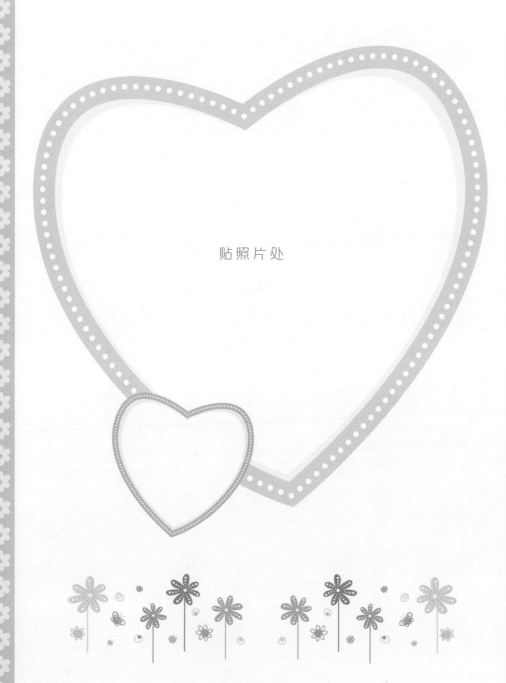

贴照片处

百科词条

口炎：口炎是指口腔黏膜由于各种感染引起的炎症，根据病变位置也可称为舌炎、齿龈炎或口角炎等，多见于婴幼儿。常因不注意食具及口腔卫生或由于疾病导致机体抵抗力下降等原因引起。

轮状病毒：轮状病毒是引起婴幼儿腹泻的主要病原体之一。宝宝的肠道细胞因受到感染而造成损伤，患病表现为发热、呕吐、急性腹泻等。轮状病毒感染在秋冬季节流行，多发于 6 ～ 24 个月婴幼儿。

双歧杆菌：双歧杆菌是肠道菌群的重要组成部分，也是肠道内最有益的菌群，具有双向调节的功能，对人体健康具有重要的意义。与人工喂养儿相比，母乳喂养儿肠道内双歧杆菌的数量更多，对提高婴幼儿抗感染能力，预防腹泻，减少便秘有积极的作用。

婴幼儿腹泻：婴幼儿腹泻可由多种疾病引起，是以腹泻、呕吐为主要症状的胃肠道功能紊乱综合征，也是造成儿童营养不良、生长发育障碍的主要原因之一。根据其病因分为感染性与非感染性两种。2 岁以下婴幼儿是多发人群，每年夏秋两季为发病高峰，主要病原是埃希氏大肠杆菌、痢疾杆菌以及轮状病毒。

脱水：脱水是急性腹泻造成的严重后果之一，因频繁排便、呕吐使身体过多丢失水分以及钠、钾、氯等电解质而发生。轻中度脱水的常见表现为精神状态差或烦躁不安，小便次数和量减少，眼窝和前囟凹陷，口唇、皮肤干燥等，此时，应及时为宝宝补充水分，以免发生危险。

更多学习请登录快乐孕育孕妇学校
www.kuaileyunyu.com

快乐孕育

十个月

生长标准

由于运动量的增加，10个月的小家伙体重增长逐渐减缓，四肢力量明显增强，个子长高不少，越来越可爱，也越来越顽皮。

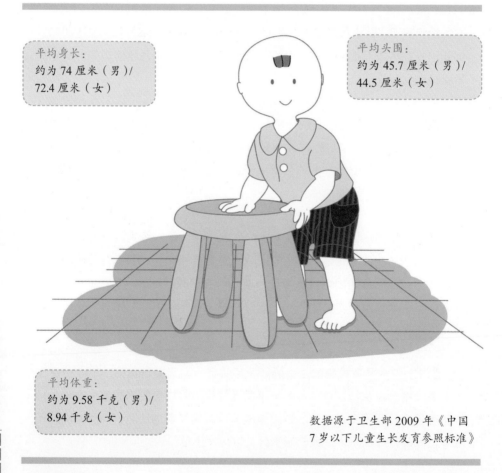

平均身长：
约为74厘米（男）/72.4厘米（女）

平均头围：
约为45.7厘米（男）/44.5厘米（女）

平均体重：
约为9.58千克（男）/8.94千克（女）

数据源于卫生部2009年《中国7岁以下儿童生长发育参照标准》

我的宝宝　身长：＿＿厘米　体重：＿＿千克　头围：＿＿厘米

发育里程碑

认知状态

宝宝能够准确读懂成年人的表情，认识常见的人和物，懂得观察物体的属性，对于形状、构造、大小、颜色开始有概念。对于每日的作息形成初步的习惯。

语言发育

部分宝宝已经会叫妈妈、爸爸，能够主动地用动作表达自己的愿望。宝宝进入了说话萌芽阶段，开始学着模仿大人的声音，并要求得到反馈。在家人的语言和动作引导下，宝宝可以做出拍手表示欢迎、挥手表示再见等简单的动作。

运动发育

此时的宝宝能够独自站立片刻，能迅速爬行，大人牵着手会走。有的宝宝已经学会一只手扶着支撑物蹲下捡东西。

情感发育

自我意识变得更加成熟，开始对同龄小伙伴感兴趣。同时，也开始用"不"作为口头语，凡事表现出自我主张。

生活能力

宝宝开始对自己吃饭产生极大兴趣，甚至在饭桌上伸手抢大人手中的勺子。宝宝要求"一切事情自己做"，这时正是锻炼宝宝独立、自理能力的良好时机。

✿ 培养宝宝的饮食习惯

良好的饮食习惯是需要从小培养的。10 个月时，宝宝正处于饮食习惯建立的雏形阶段，需要家人的耐心和精心照护。

宝宝用餐时的环境尤为重要，安静的就餐环境、固定的就餐位置有利于宝宝集中注意力，养成一种在这个座位上就是要吃饭的行为意识。为了不影响宝宝的正餐食欲，不要在餐前 30 ~ 60 分钟喂给宝宝零食，也不要在临睡前给宝宝吃东西，以免造成龋齿和呛咳。此外，不要让宝宝边吃边玩，如果宝宝在吃东西时不专心，说明他 / 她肚子还不是很饿，可以等一会儿再吃。

一般来说，从 9 个月左右宝宝就会对勺子产生兴趣，甚至在吃饭时会伸手抢夺家人手中的勺子。因为，当宝宝自己将食物送入口中时会有一种他人无法替代的满足感和成就感。不过，这种进食的技能宝宝不会无师自通，需要家人的耐心教导和悉心培养。

在喂宝宝吃饭的过程中，家人可以扶着他 / 她的小手，让宝宝练习自己使用勺子，并将食物送到嘴里。帮助宝宝学会自己拿小勺吃饭，可以提高宝宝对吃饭的兴趣，同时还有利于他 / 她的自理能力、观察能力、模仿能力以及脑—手—眼协调能力的综合发展。宝宝自己用勺子吃饭，即使将食物撒在外面，弄脏衣服，家人也不要怪罪宝宝，要多一些耐心，多一些鼓励。

✿ 避免宝宝"偏食"

给宝宝添加辅食的过程中，常见的一种现象就是宝宝对某些食物特别喜欢并容易接受，以至于形成了偏好而减少了对其他食物的兴趣。宝宝虽小，但如不及时纠正，随着辅食添加的品种逐渐丰富，这种现象会更加明显，进而会形成偏食和挑食的不良饮食习惯，不利于宝宝的生长发育。所以，从宝宝添加辅食开始，爸爸妈妈应该重视宝宝饮食习惯的培养，注意如下事项，避免宝宝偏食：

（1）每天的食物要丰富多样，但每餐的食物种类不宜过多，尽量减少宝宝选择食物的机会；

（2）避免连续几餐都吃同一种食物；

（3）与家人一起吃饭时，利用宝宝对成人食物的好奇心，让宝宝接受新食物；

（4）进餐前30～60分钟，应避免进食零食或奶类，以保留足够的饥饿感；

（5）辅食不仅要营养均衡，还要注意色彩搭配，以吸引宝宝对食物的兴趣；

（6）当宝宝出现偏食现象时，家人可在辅食制作时，将宝宝不喜欢的食物混在宝宝喜欢的食物中，以掩盖宝宝不喜欢的味道；

（7）通过增加宝宝活动量，促进新陈代谢，提高宝宝的食欲。

✿ 宝宝和家人一起进餐

让宝宝与家人一起进餐，可以为他/她建立固定的饮食作息，培养宝宝的用餐习惯以及就餐礼仪，还可以让他/她感受到亲情和分享，以及家庭和睦的氛围，这将更有利于宝宝的身心发育。同时，宝宝和家人一同吃饭，还能增加宝宝进餐的乐趣，要比让宝宝在特殊的时间、特殊的环境里单独用餐，更能促进他/她养成良好的饮食习惯。通过在进餐过程中与家人的语言、身体、目光等交流，还可以让宝宝感受到自己也是家庭的一分子。所以，家人吃饭时，最好在餐桌边为宝宝设立一个小专座，每日三餐时，让他/她与家人一同享用。

用餐时，家人要为宝宝创造愉悦的就餐氛围，并以身作则，引导宝宝养成正确的用餐行为，比如正确地使用餐具，不在餐桌上大声喧哗，不对食物进行偏激评价等。开始的时候，宝宝自己吃饭的速度会很慢，为了不让他/她吃凉饭，家人可以先由宝宝自己吃一半，再喂他/她吃后一半。

✿ 不要在宝宝吃饭时逗乐

人类消化系统和呼吸系统的入口均在咽喉部位。吞咽食物的过程中，依靠咽缩肌收缩将食物送入，与此同时气管入口的会厌会自动关闭，以防食物落入气管。如果食物误入呼吸道，会随呼吸时产生的气流而卡在某段小气管中，导致这段肺组织梗塞并出现"肺不张"（指全肺或部分肺呈收缩和无气状态）现象。若呼吸道内食物较大，则会梗塞在大气管中，成为气管异物，引起呼吸困难，甚至窒息并危及生命。

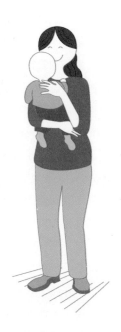

因此，宝宝吃饭时不要逗乐。这样不仅会分散宝宝进食的注意力，影响食欲和食量，还存在意外伤害的风险。因为宝宝的嘴里含着饭菜，一旦大叫或大笑，饭粒等食物很可能随一次深吸气进入气管内，引起呼吸道梗阻，甚至呼吸困难、窒息。对于宝宝来说，这样的逗乐有致命的危险。所以，宝宝吃饭时，无论是正餐、加餐，还是吃小饼干、水果，家人都要注意，不可以与宝宝玩笑嬉戏。

✿ 宝宝的饭量

进入 10 个月后，宝宝的辅食需求量明显增加，并将逐渐成为宝宝的正餐。对辅食接受得比较好的宝宝，已经可以随着家人一起一日三餐。不过，宝宝每天还应至少喝两三次奶，在两次正餐之间还需要进行一次加餐。宝宝每次进食的间隔时间不要太长或太短，给宝宝的每餐食物要适量。宝宝的肠胃依然脆弱，所以，家人在准备食物时仍应遵循品种多样、细碎软烂、味道清淡、容易消化的原则。

每个宝宝的饭量不同。家人不要一味地要求宝宝多吃，更不要以别人家宝宝的食量作为自己宝宝饭量的标准。给宝宝喂食时，应考虑宝宝肠胃的适应和消化能力，还要警惕过多进食给宝宝未来造成肥胖的风险。当宝宝的身高、体重符合生长发育曲线标准时，不必太在意他/她的食量。如果宝宝的身高、体重低于正常范围值，且其饭量又偏小时，则要增进他/她的食欲，适当增加宝宝的饭量，或者到正规的儿童医疗保健机构检查原因。

肉丸子／三鲜丸子

材　　料：肉、木耳、鸡蛋、淀粉、青菜

制作方法：（1）青菜洗净、切碎备用；

（2）将木耳发好，洗净、剁碎，将肉剁成泥；

（3）肉末、碎木耳中加入蛋清搅拌成馅状；

（4）将调好的丸子馅用勺子挤成小球形状；

（5）锅中水烧开，放入丸子，煮至丸子漂在水面，再撒入青菜碎，淋几滴香油即可。

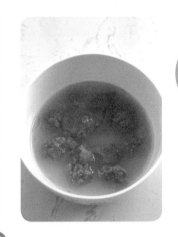

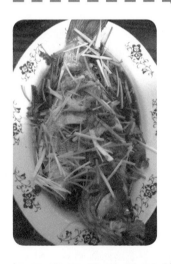

清蒸鲈鱼

材　　料：鲈鱼、植物油、葱、姜

制作方法：（1）将鱼去鳞，去腮，清理干净；

（2）如鱼太大，则要切成小块放入盘中，上面撒上葱、姜丝少许；

（3）蒸锅至水开后放入鱼盘，大火蒸7～8分钟，之后关火，闷5分钟后开盖；

（4）去掉葱姜丝，将鱼刺去除，鱼肉研碎成泥，即可喂给宝宝。

西葫芦鸡蛋饼

材　　料：西葫芦、鸡蛋、面粉

制作方法：（1）将西葫芦擦成丝，剁碎；

（2）鸡蛋打散，放入面粉搅拌成糊状；

（3）加入剁碎的西葫芦；

（4）平底锅置火上，放少许植物油烧热；

（5）将搅好的鸡蛋西葫芦面糊摊入平底锅，用小火煎至两面金黄色即可。

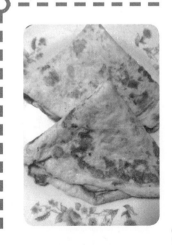

Q: 教宝宝配合穿衣有什么窍门?

A: 教宝宝在穿衣时配合爸爸妈妈的动作是有些窍门的,不可以强拉硬拽,而是需要把穿衣服也变成一种游戏,让宝宝轻松快乐地在成人的指导下把衣服穿上。首先,在准备穿衣服时要先安抚宝宝的情绪,缓解宝宝的防御心理;开始穿衣时,动作要轻柔,可边穿衣服边鼓励宝宝,并用语言提醒,比如该穿衣袖时一边告诉宝宝"宝宝,咱们伸手穿上袖子",一边拉着宝宝的小手轻轻伸进袖子中,不让宝宝感到紧张。

穿脱鞋袜看似简单,但对于宝宝来说并不容易。日常游戏时,可以教给宝宝认识自己的鞋袜。给宝宝穿袜子、鞋子时,可以一边对宝宝说"宝宝伸脚,咱们穿袜子啦",一边轻轻把他/她的小脚丫拉过来,将鞋袜穿好。教宝宝脱鞋袜时,爸爸妈妈可以教给宝宝一起喊口号:"一!二!三!看看我的小脚丫!"经过轻松、快乐的反复练习,宝宝自然就能配合家人完成"任务"。

10个月的宝宝已经能听懂不少故事,家人可以把穿脱衣服、鞋袜的内容编成不同的故事情节来增加宝宝的认知和理解。另外,家人还可以在给宝宝穿衣服时,递给他/她一个喜欢的玩具,让他/她摆弄玩具来转移注意力,下意识地配合着爸爸妈妈将衣服鞋袜穿好。

宝宝学步应作哪些准备?

宝宝学步时,爸爸妈妈应尽可能在客厅或房间中为宝宝留出最大的活动空间。只要条件允许,可以让宝宝赤足学步,这样宝宝的脚趾和足底会抓得更稳,更利于宝宝的身体平衡。如果地面较凉,则需要给宝宝穿上防滑袜。对于喜欢外出学步的宝宝,需要穿上学步鞋,给宝宝的足弓、踝部一些保护和支撑,还可以防止稚嫩的小脚丫不被地面的尖利物品刺伤。

为了减少宝宝在学步中摔倒,家人需要做好防护措施,且不要让宝宝离开自己的视线。家中有赤足学步的宝宝,一定要注意清除地板上的水或是细小杂物,以免滑倒或是扎到宝宝的脚。此外,还要把宝宝可能接触到的桌角、门边等危险位置用防护条包裹,以免碰伤宝宝。宝宝学走路时,家人可根据他/她迈出的步伐,在旁边喊出"一二一"的口号来调动宝宝的情绪,激发他/她学步的乐趣。初学走路的宝宝,最好不要使用学步车,而应在家人的帮扶下进行练习。

Q：宝宝的鞋子该如何选择？

A：对于 10 个月的宝宝来说，鞋子已不再是种装饰物或者保暖用品，而是可以帮助学习走路的工具了。因此，家人应为宝宝挑选两双可爱舒适的小鞋子，以保护他/她的小脚丫在学步过程中不受到伤害。

学步期的宝宝正处于特殊生长发育阶段，如果鞋子不合适很容易造成骨骼变形，甚至是阻碍学步。爸爸妈妈为宝宝挑选鞋子时要注意以下三点：第一，穿着方便。鞋底不要太薄，需要有足够韧性，易于弯曲。第二，鞋帮要软硬适中，不要太高，这样既可以给脚踝足够的支撑，又不至于绊脚。第三，鞋子的尺寸最好比宝宝的脚丫长度大出一厘米，便于宝宝不用费力就能穿脱鞋子，也给宝宝的脚留出足够的生长空间。

爸爸妈妈要经常观察宝宝的鞋子是否合脚，如果他/她的小脚丫长得很快，鞋子过小，会不利于其足部发育，需随时为他/她更换大小适宜的鞋码。

Q：防止宝宝烫伤应注意哪些方面？

A：烫伤是小宝宝最常遇到的意外伤害之一。宝宝不具备辨别身边危险事物的能力，尤其是夏季皮肤暴露较多，一旦宝宝被烫伤将极为痛苦，且其皮肤稚嫩，很容易留下疤痕。所以爸爸妈妈一定要对身边的热源提高警惕，防止烫伤事件发生。

（1）大人吃饭时，不要将宝宝抱在胸前，以防热汤汁滴落而烫伤他/她；

（2）给宝宝洗澡时，水温要控制在 36℃～41℃；

（3）给宝宝准备洗澡水时，不要先放热水，再转身去取冷水，因为这短暂的时间里，宝宝有可能误入水中而发生烫伤；

（4）热粥、热汤、热茶壶、电熨斗、热水袋、开水壶以及带有加热功能的饮水机，要放在宝宝够不到的地方；

（5）给宝宝喂热饮之前，大人要先试过，确保温度适宜再喂给宝宝；

（6）不要让宝宝进厨房，更不能让他/她靠近炉灶、电暖气等热源位置；

（7）家人在端热汤、热饭时，要注意避开宝宝活动的区域；

（8）家中可以准备一瓶绿药膏，以备轻微烫伤时外用。

Q：发生烫伤应如何处理？

A：如果宝宝发生了烫伤，爸爸妈妈要迅速用流动的冷水为他/她冲洗伤口，并持续 10～30 分钟，这样可以帮助皮肤表面的热度尽快降下来，这一措施对于减轻烫伤程度来说至关重要。冷水冲洗过后，如果宝宝的皮肤仅是稍微发红，涂抹一点绿药膏之类的烫伤膏就可以；如果烫伤面积较大，或皮肤有起泡、掉皮情况，则应采取冷敷措施并立即带宝宝赶往医院治疗。

早期综合发育与潜能开发

❀ 运动发育

身体的协调能力

10个月的宝宝经历了平卧、俯卧、翻身、爬行的锻炼，正处于向直立行走过渡的重要时期，身体的运动协调能力越来越强。大多数宝宝此时已经能用手拉着栏杆从卧姿或者坐姿站起来，或是在有人搀扶的情况下，蹒跚地迈开步子走几步。运动机能发育比较好的宝宝，自己可以扶着东西挪动脚步，或者不需要扶任何东西独站一会儿；还有的宝宝已经能独自站稳，可以一只手扶着支撑物，蹲下来用另一只手捡起东西。

宝宝的手指越来越灵活，触觉也更加灵敏，他／她不单单能比较轻松地握、捏、拿起身边的物品，还能用两个手指的指肚捏起体积比较小的零食，放到自己嘴里，他／她可以用拍巴掌、招手、摇头等动作，来作为"欢迎"、"再见"、"不要"意思的表达。这个阶段，宝宝的脑—手—眼的协调能力逐步增强，正是家人训练宝宝自己使用勺子并将食物送到嘴里的好时机。

❀ 语言发育

10个月宝宝的语言能力呈现明显进步。学话较早的宝宝，已经能叫爸爸妈妈了，他／她们对于表示动作的"打"或者是表示意愿的"不"可以比较准确地理解；即使学话较晚的宝宝，他们对于家人讲出的简单语言，也可以比较好地理解，仅是在语言表达方面停留在模糊发音上。在宝宝语言形成的过程中，与家人特别是与妈妈之间的互动和交流非常关键。研究表明，与妈妈互动越多的宝宝，语言能力越强，发音越准确有力。因此，最好让宝宝一直处于家人特别是妈妈的陪伴下，并在有着动听、清晰声音的环境中成长。

无论宝宝说话早或是晚，父母都要坚持在日常生活中多与宝宝说话，给他／她唱歌、讲故事，跟他／她边玩边唱歌谣等，帮助宝宝把语言中的名词、动词与生活中的事物、动作反反复复地一一对应，帮助宝宝不断对这些信息进行记忆和理解，逐渐启发宝宝形成自己的语言。

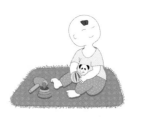

❀ 认知发育

宝宝的自我意识日渐成熟

宝宝情感和认知的不断发育也给父母的养育方法带来挑战。随着宝宝自我意识的增强，开始对爸爸妈妈的话变得不那么言听计从了，他/她有了不少自己的主张，以前那个比较"羞涩"的宝宝开始变得顽皮和活跃，他/她可能会到处乱摸乱爬，有时对家人的警告置之不理。爸爸妈妈应加以注意，这应该是宝宝小小叛逆期即将到来的前奏。

宝宝的行为特点

10个月的小家伙本领一天天增强，常常令家人欣喜不已。宝宝可以把放在碗里的小零食，用食指和拇指捏起来，放进自己的嘴巴里享用。如果遇到宝宝不喜欢的味道，他/她则会咧着嘴流露出不愉快的表情，还会吐出食物，拒绝把食物咽下去。

在好奇心驱使下，宝宝对周围所有事物都表现出浓厚的兴趣，什么东西都想摸一摸，感受一下，并且越是那些隐蔽的，在成人看起来不起眼的东西，他/她越有尝试的欲望，比如墙缝中的垃圾、抽屉上的螺丝等，所以爸爸妈妈要把家中的危险物品或重要物品放到宝宝触及不到的地方。任何情况下，宝宝的活动范围一定要在成人的视线之内，并时常留意他/她的举动，以免发生意外。

❀ 生活与交往

10个月的宝宝，自我意识日渐成熟。随着社交活动的增多，小家伙开始对身边的同龄人产生兴趣，喜欢主动地跟小伙伴们亲近与交往。有些宝宝在见到陌生人时，已经不再像之前那样表现得"认生"，即使短暂地与家人分开也不会有多大的影响。不过，这个阶段的宝宝开始懂得"害怕"，如黑暗的房间、突如其来的巨响都会引起他/她的恐惧，这也是宝宝情感发育的正常表现。

✿ 锻炼宝宝的语言能力

多与宝宝交流、对话，是建立亲子关系，锻炼他/她语言表达能力的最佳方式。通过日常生活中的各种交流，宝宝感受到家人的爱、了解与信任，并逐渐理解了语言的作用。在听与说之间，宝宝逐渐懂得了词汇的含义以及用语言来完成情绪的表达。

教宝宝识图或讲故事，是锻炼他/她语言能力的最佳方法。不要以为宝宝听不懂，其实只要多说多讲，词汇就会储存在宝宝的大脑中，慢慢积累成为宝宝的语言素材。在与宝宝的交流中，家人要注意用词简单清晰、吐字准确、音调柔和、语速适中，说一些字数较多的长句子时，需要注意停顿。为了方便让宝宝慢慢理解讲话的内容，可以配上适当的表情、动作，或是实物、图片、玩具等作为道具。在学习语言的过程中，宝宝发音不准是正常现象，爸爸妈妈也不必着急。给宝宝纠正错误的发音时，需要注意一点，就是不要重复错误发音。正确的做法是语气平缓地重复正确的发音，让宝宝逐渐学习和更正。

这时期的宝宝语言和行为模仿能力很强，爸爸妈妈的一言一行都会对宝宝产生影响。所以，日常生活中，为人父母者需要控制自己的不良情绪，以免成人的粗暴言行影响到宝宝的语言发育。

✿ 锻炼宝宝爬和走

爬行需要调动全身的力量，还要掌握好四肢平衡，有助于宝宝的身体发育。多爬行能够丰富大、小脑之间的神经联系，促进宝宝的脑部发育；宝宝在爬行中接触更多事物，可以提高对外部世界的认知程度。所以，爸爸妈妈应重视让宝宝多进行爬行锻炼。

10个月的宝宝还处在从爬行至走路的过渡阶段，即使会走也只能是在家人的帮助下或扶着支撑物迈出脚尖走上两步。如果宝宝的腿部力量足够，家人可以开始教宝宝学走路。学步前，要给宝宝穿着宽松舒适的衣服，踩上软底、合脚的学步鞋，并将宝宝活动范围内可能绊脚的物品通通收拾起来。宝宝学步时的地面需要平整，最好是铺上软的胶垫，以防摔倒时发生磕碰。学步初期，练习的时间不宜过长，最好先让宝宝在床或沙发旁边站立，爸爸妈妈用双手扶着宝宝，让其扶着床边或沙发边慢慢挪开脚步。

在练习走路的过程中，宝宝摔跤是经常遇到的情况。如果摔倒后，宝宝没有不愉快的表情，可不必急着去扶宝宝，更不必停止练习，而是要多鼓励和表扬宝宝自己爬起来，从小锻炼他/她应对困难的能力。

✿ 让宝宝"自己做"

养成独立自主的好性格，对宝宝的成长和未来都至关重要。10 个月左右的宝宝，已经从对爸爸妈妈彻底的依赖，渐渐产生了"自己做"的心理，这正是培养他 / 她独立意识的好时机。

如果宝宝"自己玩"的愿望非常强烈，爸爸妈妈不妨在视线范围内为宝宝营造安全且相对独立的玩耍空间，给予他 / 她机会和鼓励。让宝宝感觉到，即使短暂地离开父母，自己也能够玩得开心。

10 个月的宝宝已经具备了一定的动手能力，当他 / 她表现出自己使用勺子吃饭，自己使用杯子喝水，自己穿脱衣服、鞋袜的兴趣时，爸爸妈妈不妨退到一边，耐心观察宝宝，并适时地给予示范和鼓励。不要以为宝宝还小，就为他 / 她"一切包办"，那些从小"独立自主"的宝宝更懂得积极探索世界，未来的他 / 她也能更快地适应周围的环境。

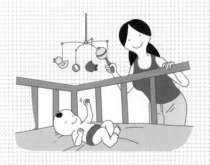

✿ 这样逗乐不可取

与宝宝嬉戏玩耍是件令家人和宝宝都开心的事情，但也有些逗乐的方式会给他 / 她的身心发育带来健康隐患，应避免发生。

高空嬉戏 有的父亲或是家里的男性亲友，认为自己身强力壮，喜欢把宝宝抛起来，再接住，或者抱着宝宝转圈或是把宝宝扛在肩膀上"坐飞机"，这些都属于危险的高空游戏，一旦失手，很容易发生摔伤等意外情况。

"拔萝卜" "拔萝卜"时，如用力过猛，则可能会扭伤宝宝的颈椎，给其带来意外伤害。

"捏鼻子" "捏鼻子"或者"刮鼻子"时，如用力过大，有损伤宝宝鼻腔黏膜的风险。

拉扯"小鸡鸡" 男宝宝的"小鸡鸡"不可以用来逗趣，以免损伤宝宝的尿道和生殖器，并对宝宝的性心理产生不利影响。

揪耳朵 "揪耳朵"用力过大时，容易使宝宝的听力受到损伤。

挤面颊 宝宝的面颊不能挤，以免引起流口水。

体检与疫苗

❀ 疫苗接种

　　宝宝的预防接种应做到有计划、有步骤，以达到逐渐增强和提高宝宝的抵抗力，防止传染病发生的目的。如果此前每个月的疫苗都按时接种了，宝宝 10 个月时就没有需要接种的计划免疫内的疫苗了。但如果之前因疾病或其他原因仍有未接种的计划免疫内的疫苗，爸爸妈妈应带宝宝到接种地及早补种。

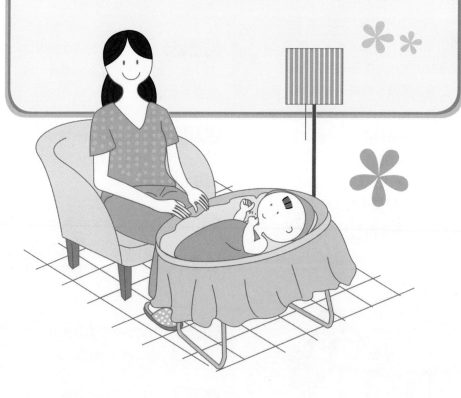

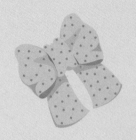

十一个月宝宝

第十一个月是宝宝生长的迅速期。宝宝可以像大人一样，吃软米饭、面条、饺子等食物了哟，而且每日三餐可以与家人一同享用。

这时候的宝宝已经蹒跚学步，虽然走得不好看，但宝宝努力的劲头一定让爸爸妈妈感动吧。爸爸妈妈一定要多赞美鼓励宝宝，而且要给宝宝准备合适舒服的鞋子哟。

宝宝
第十一个月

医 生 的 话

1. 爸爸妈妈应注意帮宝宝从小培养健康的生活方式，这将为宝宝一生的身体健康打下良好的基础。

2. 作为家庭的一分子，宝宝的每日三餐也可以与家人一同享用。

3. 11个月的宝宝可以接受软米饭、面条、饺子等成人食物，逐步由以乳类为主食过渡到以谷类为主食。

4. 本月的宝宝开始蹒跚学步，但此时宝宝的骨骼和关节都很柔软，需要家人的呵护。

5. 学步期间的宝宝运动量较大，需要注意每日膳食的合理搭配，以保证宝宝营养充足，使骨骼、肌肉发育良好。

6. 宝宝进行学步训练的时间不宜过长，要让宝宝时常坐下来休息。

7. 人一生中的很多能力都是在婴幼儿时期打下基础的，这个阶段的宝宝在记忆力、想象力、模仿力、创造力等方面具有惊人的潜能。

8. 为防止宝宝受凉感冒及交叉感染蛲虫，不要给宝宝穿开裆裤。

9. 本月没有需要接种的疫苗，但是爸爸妈妈可以向医生进行咨询，结合当地具体情况为宝宝选择合适的计划外预防接种项目。

生活指南

♥ 宝宝食物过敏通常表现为皮肤或者消化道系统的症状，给宝宝初次吃花生、大豆、海鲜等食物时，要先进行少量的尝试，并对宝宝的接受程度进行观察。

♥ 虽然宝宝现在可以尝试越来越多的食物，但茶、咖啡、酸辣等刺激性食物和不易消化的食物还是不要喂给宝宝。

♥ 蹒跚学步的宝宝需要一双合脚的鞋子。如果宝宝的鞋子不合适，会很容易摔倒，同时也不利于他 / 她的脚部发育。

♥ 日常生活中，爸爸妈妈要继续给宝宝讲故事，教宝宝数数，念儿歌，和他 / 她多做一些可以互动的亲子游戏。

♥ 天气晴朗的日子，最好带着宝宝一起出游，拓宽宝宝的视野，增长宝宝的见识，但出行时，注意带全宝宝需要的物品。

♥ 爸爸妈妈要和宝宝一起过有规律的生活，每日按时三餐和加餐，有规律地起床和睡觉等。

♥ 爸爸妈妈要以身作则，为宝宝树立良好生活习惯的榜样。清晨起床后和宝宝一起洗脸漱口，饭前、便后洗手，并帮助宝宝养成定时排便的习惯。

爸爸的任务

妈妈做家务的时候，爸爸可以与宝宝一起玩游戏，这样不仅可以挖掘宝宝的潜能，还能增进父子感情。爸爸与宝宝单独相处时，可以与宝宝玩一些需要双人合作才能完成的游戏，让宝宝在幸福时光里感受到来自爸爸的爱。

传球游戏：爸爸先给宝宝做示范，拿一个小皮球轻轻地扔出，让球滚动到宝宝身前，让宝宝学着爸爸的样子把球扔回来。当宝宝完成这一动作时，爸爸要给宝宝掌声鼓励，拍拍宝宝的手，再请宝宝拍拍爸爸的手。让宝宝在球的一来一往之中，体会到与人合作的快乐。

涂鸦游戏：给宝宝准备几支蜡笔和几张大一点的纸，教宝宝在纸上随意涂画。这个游戏可以锻炼宝宝手眼协调能力，还能增加宝宝手部的力量。

① 发育状况

■ 宝宝的发育

　　□ 宝宝可以被牵着一只手走一小段路

　　□ 喜欢模仿大人的语调和说话方式

　　□ 能用个别的词汇表达自己

　　□ 通过观察，了解别人的意图

　　□ 有的宝宝可以完成弯腰、蹲下等动作

　　□ 热衷于和小伙伴们玩耍

■ 不适症状

时间：_____　　月龄：_____

不适症状：_____

_____

医生建议：_____

_____

■ 请教医生的问题

问题：_____

_____

医生建议：_____

_____

问题：_____

_____

医生建议：_____

_____

281

❤2 喂养记录

■ 喂养方式：

　　□ 混合喂养　　□ 人工喂养　　□ 添加辅食

■ 喂养具体情况：_____

_____

_____

■ 补充说明：

妈妈饮食特别记录	
添加辅食情况	
营养补充剂	
用药情况	
其他	

3 就诊记录

时间：_____   身高：_____

体重：_____   头围：_____

就诊原因：_____

_____

_____

_____

时间：_____   身高：_____

体重：_____   头围：_____

就诊原因：_____

_____

_____

_____

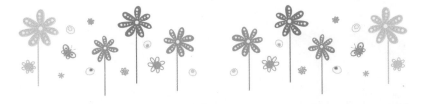

4 体检和疫苗

体检

宝宝的体检

检查日期:＿＿＿＿＿＿＿＿＿＿

医生说:＿＿＿＿＿＿＿＿＿＿＿＿＿＿＿＿

＿＿＿＿＿＿＿＿＿＿＿＿＿＿＿＿＿＿＿＿

＿＿＿＿＿＿＿＿＿＿＿＿＿＿＿＿＿＿＿＿

＿＿＿＿＿＿＿＿＿＿＿＿＿＿＿＿＿＿＿＿

疫苗

补种的疫苗

名称:＿＿＿＿＿＿＿＿＿＿＿＿＿＿＿＿＿

接种日期:＿＿＿＿＿＿＿＿＿＿＿＿＿＿＿

温馨提示

11个月的宝宝除需补种疫苗的情况外,没有计划内的疫苗需要接种。

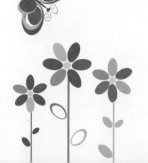

284

5 给宝宝的话

■ 妈妈的话

■ 爸爸的话

■ 心情随笔

6 照片

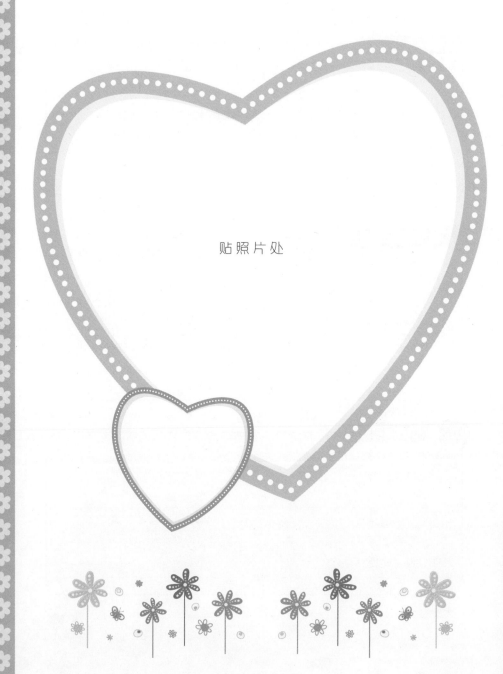

贴照片处

百科词条

肺炎疫苗：肺炎疫苗是预防肺炎球菌引起的肺炎，预防婴幼儿肺炎链球菌疾病的疫苗，接种后绝大部分宝宝可以产生肺炎球菌的保护性抗体。一般肺炎疫苗只需接种一次，但也有特殊人群需要接种两次的，如体弱者，可在首次接种 5 年后进行第二次接种。

分离焦虑：分离焦虑又称离别焦虑，是指宝宝与亲人分离后所产生的不安、焦虑或不愉快等情绪变化，是婴幼儿时期焦虑症的一种，多发生在学龄前儿童。

中暑：中暑是指在高温环境下引起的人体体温调节功能紊乱，主要表现为口渴、大汗、乏力、头晕、恶心、呕吐等症状。炎热的夏天把宝宝抱到室外，烈日照射太久或在不通风的室内给宝宝包裹太厚时，容易引起中暑。保持居住环境通风、给宝宝多饮水是预防中暑的最好办法。

流感：流行性感冒简称流感，是由流感病毒引起的一种呼吸道急性传染病。典型病例潜伏期为 2 ~ 4 日，以体温急速上升而起病，24 小时体温达高峰 (38℃ ~ 40℃)，逐渐出现中毒、胃肠等反应，无并发症时在 7 ~ 10 日内恢复。飞沫是流感病毒的主要传播途径，在流感易发期间，应减少室外活动，尽量不带宝宝去公共场所，以免传染流感病毒。

哮喘：又称支气管哮喘，是儿童最常见的呼吸道过敏性疾病。这种炎症常反复发作的喘息、气促、胸闷或咳嗽等症状，常在夜间和清晨发作或加剧，多数患儿可经治疗缓解或自行缓解。

荨麻疹：荨麻疹是一种皮肤过敏性疾病，表现为皮肤表面出现边界清楚、红色或白色瘙痒融合成片的风团，形似橘皮，发生和消退迅速，可伴有发热、腹痛、腹泻等全身症状。

更多学习请登录快乐孕育孕妇学校
www.kuaileyunyu.com

生长标准

11 个月的宝宝体重增长趋缓。

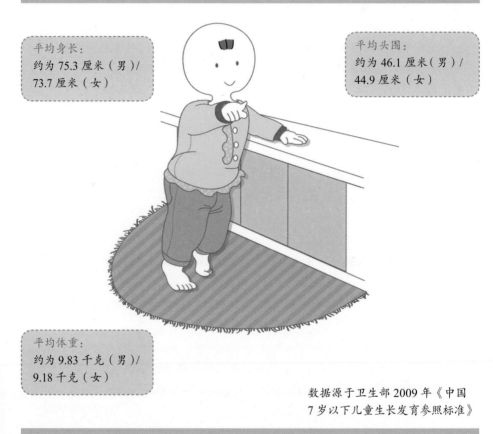

平均身长：
约为 75.3 厘米（男）/
73.7 厘米（女）

平均头围：
约为 46.1 厘米（男）/
44.9 厘米（女）

平均体重：
约为 9.83 千克（男）/
9.18 千克（女）

数据源于卫生部 2009 年《中国
7 岁以下儿童生长发育参照标准》

我的宝宝　身长：＿＿ 厘米　体重：＿＿ 千克　头围：＿＿ 厘米

发育里程碑

情绪发展

具有初步的自我意识，喜欢与人交往，并且常常通过语言、声响和动作，要求熟悉的家人按照自己的意愿行事。但与此同时，恐惧、害羞等高级情感也渐渐萌发，开始出现分离焦虑。

人际交往

开始咿咿呀呀说个不停，热衷于模仿大人的语调和说话方式。可以配合动作明确地表示意愿，个别宝宝能通过简单的词语表达自己的意愿。

运动发育

宝宝已经可以被牵着一只手走路，个别宝宝可以无须大人协助独走几步，只是步子还不稳，摇摇晃晃，容易摔倒。宝宝手指的灵活性增大，会用拇指和食指捏起小物品。

情感发育

对于同龄的小伙伴有越来越大的兴趣，可以在一起玩耍一段时间。虽然玩耍中互动并不多，但喜欢观察，并乐于对别人的动作进行模仿。

认知能力

宝宝开始在不同事物之间建立联系，比如杯子和盖子之间的配对。还对于事情的先后、因果关系有了理解，比如看见妈妈放水，便知道要洗澡，知道藏起来的东西只是看不见了，并不是消失了。

❀ 给宝宝断母乳

11 个月的宝宝，饮食基本固定为早、中、晚的一日三餐，此时辅食也慢慢成为主食。一些返回工作岗位的妈妈，会开始考虑为宝宝断母乳的问题，也就是俗话所说的断奶。

虽然断奶是妈妈和宝宝两个人的事情，但更需要在宝宝的理解和配合下慢慢完成。因为宝宝对母乳的依赖从出生的第一天就开始了，如果不顾及宝宝的感受，仅凭妈妈的单方意愿仓促停喂母乳，则有可能会造成宝宝食欲锐减，甚至影响宝宝的情感发育。

断奶的正确方法是：适当减少每天的喂奶次数，逐步增加辅食的品种和数量，慢慢过渡到宝宝可以完全断奶。刚开始的时候，妈妈需要有意识地告诉宝宝你的断奶想法，帮助宝宝慢慢适应断奶的过程。当宝宝哭闹时，妈妈应多给予宝宝一些安慰，或者给宝宝一些玩具来转移他/她的注意力。如果宝宝不能顺应妈妈的计划，也不要难为宝宝，因为母乳对于宝宝来说，在营养与精神上都具有非凡的意义。有的妈妈采取在乳头上涂抹辣椒、黄连水的做法，这是非常错误的行为。这样不仅给宝宝留下可怕的记忆，还可能给宝宝幼小的心灵造成伤害。

❀ 11 月宝宝的食物

11 个月左右的宝宝，多颗乳牙已经萌出，咀嚼、消化能力都有所增强，饭量比之前有所增加，不同种类的食物丰富了宝宝的味觉体验，更让宝宝感受到了品尝食物的乐趣。宝宝的饮食从稠粥、半固体食物逐渐向松软的固体食物或小块食物过渡，越来越与成人食物接近。随着宝宝消化功能的日趋完善，食物的营养、色彩搭配以及制作外形上可以有更多的花样，饺子、菜肉包、馄饨、菜饼、软米饭等都适合宝宝，也是较受宝宝欢迎的食物。

✿ 宝宝是个小胖子

虽然胖嘟嘟的宝宝很招人喜爱，但是，胖并不代表营养好，也不是健康的表现。对于年幼的宝宝来说，肥胖隐藏着诸多的疾病风险，甚至会影响儿童期的心理发育并殃及成年后的健康状况。一般情况下，当宝宝的体重超过标准体重的10%，就算得上超重；当超过20%时，就属于轻度肥胖；当超过30%时，就是中度肥胖了。

排除遗传因素之外，营养过剩是宝宝长胖的主要原因，也就是说宝宝平日里吃得太多、运动得太少。对于11个月的胖宝宝来说，不可以用节食的方法控制体重，只能通过多运动，消耗热量的方法进行控制。让宝宝多爬、多站、多走、游泳等身体运动是宝宝减重的最佳方法。运动的安排应以少量多次为宜，兴奋的活动适合安排在上午，不要安排在傍晚，以免扰乱宝宝睡眠。

除了运动方案，饮食调整也非常重要。如果家有胖宝宝，首先要做的就是遵循营养金字塔的膳食结构，各类食物的营养摄入按照从多到少的排列依次为：谷物—果蔬—奶制品—肉蛋类，这种饮食结构既可以吃饱，又可以控制宝宝的热量摄入。此外，宝宝的一日三餐要定时定量，每餐不要让宝宝吃得太多，含有脂肪、糖过多的食物要限制摄入。

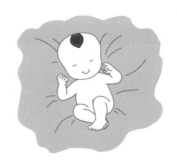

✿ 边吃边玩不可取

边吃边玩是不可取的就餐习惯，不仅影响宝宝的食欲，且不利于食物的消化。由于进食时间拖长，分不清是正餐还是加餐，从而影响到宝宝的进食量，对宝宝的健康不利。此外，边吃边玩的宝宝注意力不集中，容易在进食过程中因外界原因导致食物误吞、摔倒等意外情况，甚至发生危险。

要改掉宝宝边吃边玩的习惯，首先要从改变宝宝的用餐环境做起。开始添加辅食后，就可以给宝宝准备一个专座，与家人共同进餐。进餐过程中，同时要观察是哪些事物吸引了宝宝的注意力，并根据实际情况进行调整。比如让宝宝的座位离电视远一些，不要让宝宝手里拿着玩具吃饭。

再有，除了让宝宝定时定量吃饭之外，还要控制宝宝两餐之间的零食量，以确保宝宝在正餐前有一定的饥饿感并保持进食的兴趣。

❀ 辅食制作

西红柿鸡蛋面

材　　料:西红柿、木耳、鸡蛋、面条

制作方法:（1）西红柿切丁，木耳切碎；

（2）锅内放少许植物油，放入西红柿丁翻炒，加少量的水，盖上锅盖焖5分钟；

（3）见西红柿汤汁较浓时，加入开水，放入面条和木耳；

（4）面条煮熟之后，淋上鸡蛋花。

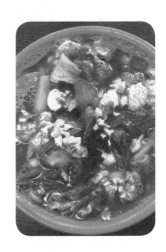

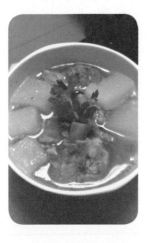

排骨炖萝卜汤

材　　料:排骨、白萝卜、葱、姜

制作方法:（1）排骨剁成块，白萝卜切片；

（2）锅内水烧开，将猪排骨放入余出血水；

（3）锅内放入排骨，加约3倍的清水，大火煮开后，改中火熬制30分钟；

（4）放入萝卜片，大火煮开；

（5）再调至小火，至排骨、萝卜软烂即可。

鲜鱼炖豆腐

材　　料:鲜鱼、豆腐、葱、姜

制作方法:（1）鱼洗净，将鱼切成大块，将豆腐切成小块；

（2）锅内放少许植物油，将鱼煎至金黄；

（3）锅内加水，没过鱼，放入豆腐、葱、姜；

（4）大火炖到汤汁呈奶白色即可。

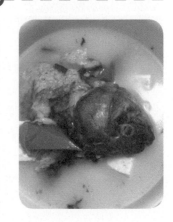

护理问答

Q：如何避免呼吸道疾病？

A：呼吸道感染是婴童时期最常患的疾病，主要通过呼吸道飞沫传播造成，也可以通过密切接触而感染。日常生活中，爸爸妈妈应采取预防措施，避免宝宝呼吸道疾病的发生。

1. 经常开窗通风，保持室内空气新鲜；
2. 勤洗、勤晒衣服和被褥；
3. 远离刺激性气味及烟雾污染；
4. 家中的感冒患者应戴口罩，且避免与宝宝"亲密接触"；
5. 尽量不带宝宝出入空气不流通的公共场所及人多拥挤的区域；
6. 注意天气及季节变化，及时为宝宝增添衣物，做到防寒保暖。

Q：为什么女宝宝不用穿开裆裤？

A：女宝宝由于生理原因和开裆裤的暴露性，在地上爬爬、坐坐时，身体暴露部位更容易受到细菌污染。特别是炎热的夏季，女宝宝因穿开裆裤而造成外阴炎的概率会明显增加。所以，不要给家里的小公主穿开裆裤。

一般来说，女宝宝越早穿封裆裤越好，有些宝宝从开始把尿就习惯了穿上封裆裤。到1岁左右，家人还要给女宝宝准备小内裤，帮助她从小养成好的卫生习惯。每晚睡觉之前，要给女宝宝清洗外阴，洗屁屁的盆与毛巾也要宝宝专用。洗屁屁的时候应从前往后、从中间向两边，不必拨开阴唇，将外部冲洗干净就好。

Q：戏水时如何保证宝宝安全？

A：喜欢玩水是宝宝的天性。但是，30厘米左右的积水就可能引发宝宝溺水。所以，爸爸妈妈需要懂得一些关于宝宝戏水的安全常识，千万不要让他/她在游泳池、喷水池甚至是家里的水桶、马桶、澡盆、浴缸旁边独处。

给宝宝洗澡前，妈妈要准备好其洗护用品；洗澡过程中，不要离开宝宝。无论是使用澡盆还是浴缸，里面的水都不要放得过多，以免宝宝滑倒而发生呛水危险。平时，不要让宝宝在浴缸中玩耍，更不要在浴缸或是澡盆中蓄水。带宝宝游泳时，要仔细检查宝宝的游泳圈等救生设备是否有漏气等不安全因素。不能让宝宝独自在泳池中玩耍。带宝宝在喷水池边玩耍时，要注意保持安全距离，不可以带宝宝下水嬉戏。

Q：宝宝的行为安全应注意哪些？

A：当宝宝沉浸在爬来爬去和蹒跚前行的快乐中，玩得兴奋时，会不经意地做出冒险举动，仿佛对身边的一切"无所畏惧"。此时，宝宝最需要家人的安全保护，尤其是调皮的男宝宝，他们发生意外伤害的比例要比女宝宝高，所以更需要细心看护，并做好以下防护措施：

防止坠落伤　宝宝单独在床上玩耍时，可能会趁家人不注意时爬上桌子甚至窗台。所以，宝宝活动时旁边一定要有成人保护，不要让宝宝离开看护人的视线，以免发生坠落伤害。

防止溺水　给宝宝洗澡时，不要将宝宝独自放在水中离开；带宝宝到河边、池塘边玩耍时，不能离开宝宝。

防止烫伤　暖水瓶、热水杯要放在宝宝够不到的地方；盛热粥、热汤的锅不要放在地上或宝宝旁的桌子上。

防止动物咬伤　看管好宝宝，不要接触不熟悉的动物，不要对动物大声叫喊，不要拉扯动物皮毛，不要触碰动物的嘴、眼睛、鼻子、尾巴等敏感部位。

防止误食　保管好家中的药品，将药品放在宝宝拿不到的地方；不要用饮料瓶子盛消毒剂或者杀虫剂之类的有毒物品，以免宝宝误食。

Q：带宝宝出行需要注意什么？

A：带宝宝出游，接触大自然的新鲜事物，对提高宝宝的认知和社会适应能力有诸多好处。但是，舟车劳顿不适合3岁以下的小宝宝，所以，外出前，爸爸妈妈要做足功课，合理安排行程，切实做到：宝宝出行，安全第一。

1. 出游行程不要过于复杂，尽量不要打乱宝宝的正常作息。
2. 出门安排的时间不要太长，一天的行程最为适宜。
3. 不要带宝宝跋山涉水或是到危险的地方；旅行中，安全和舒适是最重要的。

4. 旅途中注意休息，不要因赶路而影响宝宝的睡眠。

5. 提前了解天气预报，带足宝宝需要的衣物，确保旅行中为宝宝保暖。

6. 注意饮食卫生，不给宝宝吃不洁食物，以免发生腹泻。

7. 带足宝宝的食物、奶具、毯子及其他物品，特别是那些在旅游地很难买到的奶粉、纸尿裤、婴儿辅食等。

8. 准备一点宝宝的常用药，旅途中随时关注宝宝的身体情况。如果出现异常情况，要及时带宝宝到最近的医院就诊。

9. 带上湿纸巾、纸巾以及装宝宝排泄物的塑料袋等，用完的这些物品要及时丢到垃圾箱。

10. 不要让宝宝离开家人的视线，更不要让陌生人帮忙照看宝宝，以免发生宝宝走失或丢失等意外事件。

"左撇子"需要纠正吗？

在传统的养育方式下，如果宝宝是个"左撇子"，一定会被家人用强硬的方式更改过来，迫使左手宝宝回归到"右撇子"的世界。而现代科学养育理论建议，对于左手宝宝不必强制校正，否则可能会引起他们在思维以及表达能力上的缺失。

人的大脑由左脑和右脑两部分组成。在宝宝成长过程中，其中的一侧大脑发挥着主要的作用，如果起到主要作用的是右脑，宝宝就会是"左撇子"；反之如果是宝宝的左脑比较占优势，宝宝就会是"右撇子"，医学上称为"左利手"和"右利手"。宝宝是左利手或是右利手与遗传有很大关系，一般爸爸妈妈当中有人是左撇子，宝宝习惯使用左手的概率也相对会高一些。

对于1岁以内的宝宝来说，仅从吃饭、拿东西时使用左手，并不能判定他/她将来一定就是左利手。宝宝是否是左利手，要等到3岁左右才会明确地显露出来。所以，现阶段应顺其自然，不必强迫宝宝一定要改用右手，以免对宝宝造成不良的心理影响，得不偿失。

早期综合发育与潜能开发

早期综合发育

❀ 运动发育

宝宝的模仿能力

在宝宝的眼里，身边的一切事物都是新奇的，且充满了诱惑力。与外界的交往和沟通中，宝宝熟悉了使用面部表情、简单的语言或者动作之后，会在一段时间内热衷于模仿成年人的动作，甚至可以做到动作和语言同步进行。比如吃饭的时候，家人会对宝宝说"宝宝张开嘴，咱们吃饭，啊——"，宝宝听到家人的指示会张开嘴，甚至也会模仿着发出"啊——"的声音。

宝宝的模仿能力越来越强，除了"逗逗飞"这样的游戏，他/她对大人咳嗽、打喷嚏的声音和动作也愿意去模仿。当电视上出现歌星拿着话筒唱歌时，宝宝也可以模仿得惟妙惟肖。为了引导宝宝的正确行为，妈妈可以让宝宝跟自己学着将小桌子的水擦干净，或是将地上的废纸捡起来，扔进垃圾桶。这些好的举动，对于宝宝未来的生活习惯养成很有帮助，所以，爸爸妈妈一定要给予及时的鼓励和支持。

这时期的宝宝学什么像什么，却并不具备分辨是非的能力。所以，爸爸妈妈要时刻注意自己的言行和情绪，不要成为宝宝的"坏榜样"。

❀ 语言发育

宝宝的语言游戏

有的宝宝会说出一两个词之后，就很想像大人一样能说很多话。他们会装着很会说话的样子，说出一串莫名其妙的话，甚至还有腔有调的，和谐悦耳，抑扬顿挫。宝宝有时自言自语，特别是在玩游戏的时候，边玩边唠叨着，常常还打出很多手势。说的话也基本上是他自创的词、短语和句子，实际上，宝宝是在模仿大人对他说话的方式和语调。这种语言游戏一般会持续很长时间，甚至到两三岁。

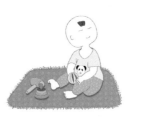

✿ 认知发育

宝宝的观察和理解能力

　　到了 11 个月，宝宝已经具备了一定的语言理解能力和观察能力，他 / 她对物体的大、小有了概念，还可以读出大人脸上的表情，通过观察语言和动作了解别人的意图，甚至会见机行事，对周围发生的事情做出自己的反应，像个十足的"小大人儿"。

　　为锻炼宝宝的观察能力，爸爸妈妈需要提供适宜的环境，引导宝宝综合使用不同感官，进行视觉、触觉等全方位训练。多教宝宝指认物品，多给宝宝念儿歌、讲故事、做游戏，还要多带宝宝亲近大自然，观察天然的色彩、温度等，丰富宝宝的各种感官体验，使他 / 她的观察能力与语言理解能力紧密结合。

　　不过，宝宝的观察和理解能力存在个体差异，在与宝宝讲话时，一定要放慢语速，使用尽可能简单的句子，以免宝宝由于听不懂而厌倦了与大人们的对话。

✿ 生活与交往

与小伙伴玩耍

　　家人应该多为宝宝创造"社交"机会，让他 / 她多与同龄的小伙伴们一起玩耍。在玩耍之中，宝宝会渐渐习惯与家人以外的人相处，甚至模仿小伙伴的语言和动作，慢慢体会与他人沟通、分享、协作等社交技巧。

　　看见小伙伴时，宝宝会表现得格外兴奋。当大宝宝在眼前跑来跑去时，他 / 她会急得跺脚，当看到别人跳舞的时候，他 / 她也会跟着扭动身体。在与小伙伴的玩耍过程中，由于宝宝还不会表达，所以，他们偶尔会因为互相抢夺玩具而发生"不愉快"。这时，家人可以鼓励宝宝与小伙伴分享，教育宝宝玩具只是给小朋友玩一会儿，并不会消失。但是，如果宝宝认为"我的"东西很重要，不愿意与其他人分享时，可暂时不勉强宝宝。

　　面对宝宝的这种"自私"行为，家人不必太过担心。只要积极引导，随着与小伙伴的社交活动增多，宝宝会逐渐懂得分享，并学会与同伴友好相处。

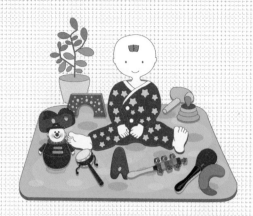

✿ 宝宝犯错了

1岁以内的宝宝很少会真正意义上"犯错"，他／她造成的破坏局面往往是出于好奇心，或者是因为对身边事物的探索而给自己带来了危险。当宝宝"犯错"时，家人要控制好情绪，不要发火，更不能打骂宝宝。最佳的方式是以平静的语气，严肃的表情，告诉宝宝"不可以"。

虽然，这个阶段的宝宝能够通过表情和语气了解成人的意图，但还不能理解这些"不可以"背后的道理。所以，在阻止宝宝的错误行为时，要做到表情直观、语气坚定、动作直接，这样会让宝宝更容易理解成人所表达的意图。面对不懂事但犯了错的宝宝，使用温和的语言讲道理并不是最佳的方式，因为宝宝可能会觉得很有意思，反而增加对错误行为的兴趣。

日常生活中，给宝宝讲故事或者看绘本时，爸爸妈妈可以通过对故事人物的正确或错误行为进行讲解点评，教宝宝辨别是非对错。同时，当宝宝有不合理要求和错误行为时，一定要在第一时间指正，且保持鲜明的态度；以便宝宝从家人肯定与否定的态度中，逐步明白是非界限，树立正确的是非观。

✿ 宝宝的顽劣行为

11个月的宝宝活泼、顽皮，同时"搞破坏"的能力也与日俱增。宝宝对各种声音都很有兴趣，什么东西都得弄出点声响来才算满足，他／她会拿起玩具往地上扔，拿起勺子敲打电视机屏幕，看起来还真有些危险。

面对"小捣蛋"的各种破坏行为，家人需要有足够耐心。不要动不动就大发雷霆甚至是打骂孩子，因为宝宝的破坏性行为大多是出于好奇心。他／她还不懂得物品价值和价格的概念，只是觉得很好玩，而绝非恶意想把东西损坏。

接纳宝宝的顽劣行为并不等于听之任之，如果宝宝动手打人，一定要及时地阻止，并让宝宝明白打人是不对的行为，会惹爸爸妈妈不高兴。在宝宝5岁之前，家里易碎以及有特殊意义或者价值昂贵的物品都要妥善保管起来，以免宝宝在好奇心的驱使下，给家里带来不必要的经济损失。

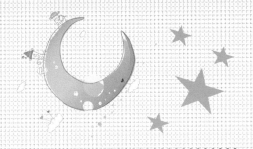

✿ 宝宝的天赋

每一个宝宝都有自己的特长。在爸爸妈妈的细心观察下，这些特长得到及时的鼓励和开发，将为宝宝未来一生中的很多能力打下良好的基础。

爸爸妈妈要满足宝宝的好奇心，而不要忽视和束缚宝宝探索世界的愿望。因为宝宝正是从小在好奇心的驱使下才逐渐学会观察和思考，并使得自己的生活经验丰富的。在保证安全的前提下，可以任由宝宝在家人的视线范围内行动，通过触摸、感觉身边的事物，增强宝宝的认知和记忆，丰富他们的创造力和想象力。爸爸妈妈可以在宝宝的这些探索活动中，有针对性地观察和发现宝宝的优势潜能，并有意识地加以引导。

如果宝宝容易被音乐吸引，听到优美的乐曲，身体会随着节奏摇摆，说明他/她的音乐细胞活跃，爸爸妈妈可以经常给宝宝听音乐以增加宝宝的乐感，鼓励宝宝尽情地手舞足蹈；当发现宝宝开始对有颜色的事物感兴趣时，爸爸妈妈可以准备几张白纸和几只彩色蜡笔，让宝宝在上面涂鸦，虽然只是乱涂乱画，但这正是发挥宝宝绘画天赋的好时机。

✿ 和宝宝一起游戏

小汽车是男宝宝天生的最爱，爸爸妈妈可以在床上或者桌子上，将小汽车慢慢地推给宝宝，然后让宝宝学着用手再将小汽车推回来；布娃娃是女宝宝最喜欢的玩具，爸爸妈妈可以编些睡眠故事融入给布娃娃盖被子、拍布娃娃睡觉的游戏中，教育宝宝养成按时入睡的好习惯。这一阶段的宝宝很喜欢扔东西，因此，玩具在材质上要尽可能结实一些，以不易摔坏为佳。此外，"双人沙发走"和"玩滑梯"，是这一阶段两个比较适合宝宝的游戏。

游戏1：双人沙发走

扶着宝宝在双人沙发的一端站好。在沙发的另一端放上一件能够吸引宝宝的玩具或是宝宝喜欢的小饼干，引导宝宝扶着沙发的边缘走过去取到玩具或食物。当宝宝快要到达终点时，再把"诱饵"拿到另一端。当宝宝完成任务时，要记得及时给予宝宝鼓励。

游戏2：玩滑梯

爸爸坐在沙发上，脚下铺上软垫。双腿自然向前伸，成为宝宝的"滑梯"。将宝宝抱放在爸爸的膝盖上，用爸爸双臂的力量帮助宝宝慢慢向下运动。当宝宝向下滑的时候，妈妈可以鼓励宝宝，并张开怀抱把宝宝接住。

体检与疫苗

❀ 接种疫苗

　　11 个月的宝宝除需补种疫苗的情况外，没有计划内的疫苗需要接种。如果没有特殊情况，可以通过增加外出活动、保持均衡营养、充足睡眠来提升宝宝的免疫力，而不必要额外注射过多的疫苗。

❀ 体检对宝宝健康的意义

　　很多父母认为体检只是对宝宝是否患有疾病进行检查，其实它是对宝宝的一种健康管理方式，定期对宝宝的身体进行各项检查是非常必要的儿童保健措施。1 岁以下的宝宝应至少要接受四次体检，分别在 3、6、8 和 12 月龄。如果条件允许，可以每两个月做一次健康检查。1 ~ 3 岁之间，每半年一次体检，3 岁以上到青春期每年应进行一次体检。

十二个月宝宝

当听到宝宝开始主动称呼"爸爸""妈妈"的时候，各位家长是不是无比激动，无比兴奋呢？一年的辛苦哺育，终于迎来最好的回报了呢！

年满1岁的宝宝，已经能够自己走两步、自己用勺子吃饭、自己大小便、自己穿脱衣服、自己拾捡东西，虽然有时仍需要爸爸妈妈的帮助，但他/她无时无刻不在宣布：宝宝长大啦！

医 生 的 话

1. 1周岁的宝宝在体格发育、运动技能、语言表达以及情感认知等诸多方面得到了发展。

2. 这时期的宝宝不仅会叫爸爸妈妈，还学会了使用简单的词语来表达自己的情绪。

3. 有的宝宝还可以蹒跚地独走几步。

4. 在家人的帮助下，宝宝能够完成弯腰拾东西、自己用勺子吃饭、自己大小便、穿脱衣服等日常生活行为。

5. 很多宝宝对模仿交通工具、小动物的声音非常感兴趣。

6. 按照婴幼儿健康管理要求，12个月的宝宝要做一次健康检查，以及时发现宝宝生长发育中存在的问题，做到"早发现、早诊断、早治疗"。

7. 如果宝宝出现较长时期的食欲减退或是出现喜欢吃煤渣、墙泥等的"异食癖"，家人应及时带宝宝到医院进行诊治。

生活指南

♥ 宝宝要从小养成良好的进餐习惯，最好的办法就是与大人一起吃饭，而且是越早越好。

♥ 与家人一同进餐时，成人饭菜的香味可以激发宝宝的食欲，成人的用餐礼仪以及餐具的使用方法，都可以成为宝宝学习的榜样。

♥ 宝宝最好有一个婴儿专座，将专座放在餐桌旁。且热汤、热饭要放在较远的位置，以免不小心烫到宝宝。

♥ 1岁左右，当烂面条、软饭逐渐成为主食后，可以给宝宝的食物里加一点点盐，但加得越晚越好，加得越少越好。不要以成人的口味标准去衡量宝宝的饮食。

♥ 宝宝的食物应尽量采取蒸、煮、炖、焖等简单的食物加工方式，少些煎、炒、烹、炸、烤，避免食物在高温下流失营养，还能避免宝宝吃到过多的油脂。

♥ 此时的宝宝很爱模仿，带宝宝外出看见汽车时，可以教宝宝"嘀嘀"的发音，看到小狗时，可以教宝宝"汪汪"的发音，这样有利于宝宝的语言发育。

♥ 教宝宝说话的最佳方式就是多和他/她讲话。对话时，尽量放慢语速，吐字清晰，语句不要太长，多使用肢体语言和表情来帮助宝宝理解内容。

爸爸的任务

与妈妈的游戏相比，爸爸的游戏更好玩、更刺激。男性宽厚的臂膀，浑厚的声音，能带领宝宝从男性的视角探索世界，给宝宝更多的安全感。

游戏的过程当中，爸爸的角色是宝宝的玩伴。如果宝宝一时无法独立完成游戏动作时，爸爸不要心急而马上替宝宝包办一切，最好是先做几次示范，鼓励和启发宝宝在指导下独立完成游戏动作，这样有利于培养宝宝的独立个性。如果有"摔东西"、"打人"等破坏性行为出现时，爸爸要及时纠正。

周末，爸爸可以多带宝宝到户外活动，让宝宝感受大自然的同时，也体验一下在台阶、草地、柏油路、石子路上迈步的感觉。但需要注意，在户外学步的时间不要太久，要让宝宝适时得到休息。如果宝宝摔倒了，要观察宝宝的表情，尽可能鼓励宝宝自己爬起来，而不是马上将宝宝抱起来。

宝宝的一周岁生日对全家来说都是一个非常有意义的日子，爸爸可以精心策划一下庆祝的形式，为宝宝留下珍贵的回忆。

❤1 发育状况

■ 宝宝的发育

　　□ 能够独自走几步

　　□ 可以通过一两个词表达自己的意见

　　□ 经常模仿父母的发音

　　□ 在家人的陪伴下可以数出 1–2–3

　　□ 对妈妈有强烈的依恋

　　□ 喜欢和成年人交往

■ 不适症状

时间： _____ 月龄： _____

不适症状： _____

_____

医生建议： _____

_____

■ 请教医生的问题

问题： _____

_____

医生建议： _____

_____

问题： _____

_____

医生建议： _____

_____

❷ 喂养记录

■ 喂养方式：

　　□ 混合喂养　　□ 人工喂养　　□ 添加辅食

■ 喂养具体情况：＿＿＿＿＿＿＿＿＿＿＿＿＿＿＿＿＿＿＿＿＿

＿＿＿＿＿＿＿＿＿＿＿＿＿＿＿＿＿＿＿＿＿＿＿＿＿＿＿＿＿＿

＿＿＿＿＿＿＿＿＿＿＿＿＿＿＿＿＿＿＿＿＿＿＿＿＿＿＿＿＿＿

■ 补充说明：

妈妈饮食特别记录	
添加辅食情况	
营养补充剂	
用药情况	
其他	

3 就诊记录

时间：＿＿＿＿＿＿＿＿＿＿＿＿＿＿   身高：＿＿＿＿＿＿＿＿＿＿＿＿＿＿

体重：＿＿＿＿＿＿＿＿＿＿＿＿＿＿   头围：＿＿＿＿＿＿＿＿＿＿＿＿＿＿

就诊原因：＿＿＿＿＿＿＿＿＿＿＿＿＿＿＿＿＿＿＿＿＿＿＿＿＿＿＿＿＿＿

＿＿＿＿＿＿＿＿＿＿＿＿＿＿＿＿＿＿＿＿＿＿＿＿＿＿＿＿＿＿＿＿＿＿＿＿＿＿＿

＿＿＿＿＿＿＿＿＿＿＿＿＿＿＿＿＿＿＿＿＿＿＿＿＿＿＿＿＿＿＿＿＿＿＿＿＿＿＿

时间：＿＿＿＿＿＿＿＿＿＿＿＿＿＿   身高：＿＿＿＿＿＿＿＿＿＿＿＿＿＿

体重：＿＿＿＿＿＿＿＿＿＿＿＿＿＿   头围：＿＿＿＿＿＿＿＿＿＿＿＿＿＿

就诊原因：＿＿＿＿＿＿＿＿＿＿＿＿＿＿＿＿＿＿＿＿＿＿＿＿＿＿＿＿＿＿

＿＿＿＿＿＿＿＿＿＿＿＿＿＿＿＿＿＿＿＿＿＿＿＿＿＿＿＿＿＿＿＿＿＿＿＿＿＿＿

＿＿＿＿＿＿＿＿＿＿＿＿＿＿＿＿＿＿＿＿＿＿＿＿＿＿＿＿＿＿＿＿＿＿＿＿＿＿＿

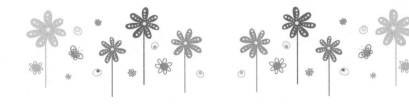

4 体检和疫苗

体检

宝宝1周岁体检

检查日期：＿＿＿＿＿＿＿＿＿＿＿＿＿

医生说：＿＿＿＿＿＿＿＿＿＿＿＿＿＿＿＿＿＿＿

＿＿＿＿＿＿＿＿＿＿＿＿＿＿＿＿＿＿＿＿＿＿＿＿＿＿＿

＿＿＿＿＿＿＿＿＿＿＿＿＿＿＿＿＿＿＿＿＿＿＿＿＿＿＿

＿＿＿＿＿＿＿＿＿＿＿＿＿＿＿＿＿＿＿＿＿＿＿＿＿＿＿

温馨提示

宝宝到1周岁时已完成了计划内疫苗的基础免疫接种。1岁后根据疫苗性质的不同，可在不同年龄进行疫苗的加强接种，以巩固效果。

5 给宝宝的话

■ 妈妈的话

■ 爸爸的话

■ 心情随笔

6 照片

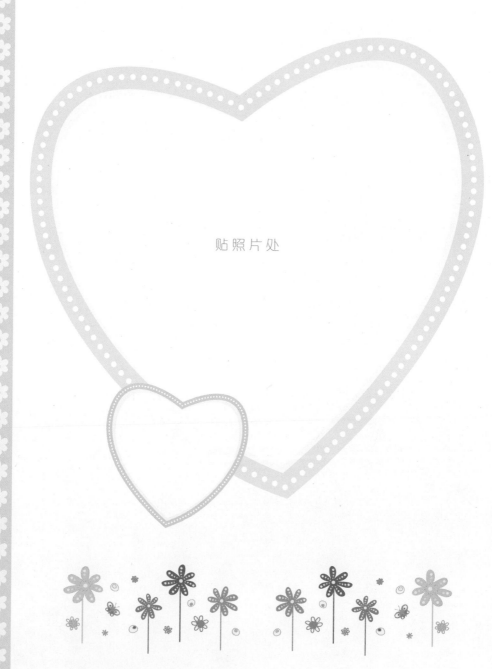

贴照片处

百科词条

智商：也称"IQ"，是指人们认识客观事物并运用知识解决实际问题的能力的商数，是评价宝宝智力发展水平的一种指标。

情商：也称"EQ"，是指人在情感、意志、情绪、耐受挫折等方面的品质，又称为"情绪智力"。情商教育应从婴幼儿开始，可帮助宝宝树立自信心并提高抗挫折能力，对未来的个性养成打好基础。

手足口病：是一种因肠道病毒感染而导致的疾病，多发于5岁以下的儿童，常于夏季或秋季发生，最明显的表现为手心、足心、口腔内等部位出现红疹，当疹子转为水疱后，具有传染性。

痢疾：是由痢疾杆菌引起的肠道传染性疾病，在小儿中较常见，多发于夏、秋季节。受感染者多表现为大便次数增多，腹痛，便中混有血液和脓液，伴畏寒、发热、食欲不振、消瘦等症状。

脱臼：又称为关节脱位，指组成关节各骨的关节面失去正常的对合关系，丧失关节的功能。可分为先天性、外伤性、病理性和习惯性脱位四种。爸爸妈妈在为宝宝穿衣，与宝宝玩耍时要注意力度，不要用力牵拉宝宝的手臂，以免造成关节脱臼。

更多学习请登录快乐孕育孕妇学校
www.kuaileyunyu.com

生长标准

宝宝出生时胸围比头围小，到 1 岁的时候，胸围逐渐超过了头围。此时，宝宝的身高大约比出生时增长 50%，体重也已经达到出生时体重的 3 倍左右。

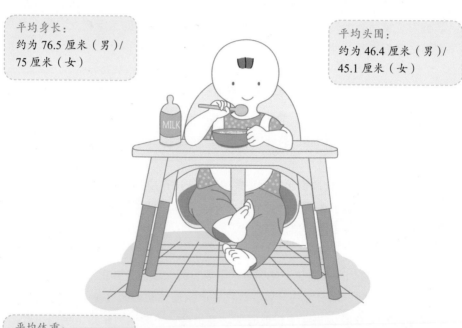

平均身长：
约为 76.5 厘米（男）/
75 厘米（女）

平均头围：
约为 46.4 厘米（男）/
45.1 厘米（女）

平均体重：
约为 10.05 千克（男）/
9.4 千克（女）

数据源于卫生部 2009 年《中国
7 岁以下儿童生长发育参照标准》

我的宝宝　身长：＿＿＿ 厘米　体重：＿＿＿ 千克　头围：＿＿＿ 厘米

孕妇学校·教材·网络孕校·移动应用 全方位服务

发育里程碑

人际交往

喜欢和成年人交往，会通过主动示好或故意的动作吸引大人的注意。与同龄小朋友有了基于物品、玩具的简单来往，但这并不是真正意义上的交往。

语言发育

能够对简单的语言要求作出回应，可以说出"爸爸、妈妈、姑姑、奶奶、抱"等词语，可以通过一两个词表达自己的意思和情绪。会使用惊叹词，并经常模仿父母的发音。

肢体语言

能够自己独站片刻，有的宝宝甚至能独自走上几步，并且可以完成弯腰拾物、招手、蹲下再站起等动作，或是由大人牵引着一只手上几步台阶。

感知能力

懂得一个物体或人在眼前消失并不等于永远消失。当着宝宝面把东西藏起来，宝宝会根据理解去寻找。宝宝已经掌握了初级的数字概念，可在家人陪伴下数出 1-2-3。

情绪发展

表现出明显的依恋，妈妈去哪里，宝宝就想跟到哪里。一部分宝宝对于安抚物表现出强烈的需求，尤其是在入睡时，需要安抚物来安定自己的情绪。

✿ 让宝宝多吃蔬菜

蔬菜含有丰富的营养，对宝宝的健康有诸多好处。但是，有的宝宝不习惯蔬菜的味道，不喜欢吃蔬菜，这还真难为了不少妈妈。

对于那些不喜欢吃炒菜、炖菜的宝宝，可以让他们试着生吃蔬菜，例如将黄瓜切成小丁，做成蔬菜沙拉等。另外，宝宝天生喜欢微甜的味道，可以从略带甜味的蔬菜入手，比如：胡萝卜、南瓜。芹菜、油菜等蔬菜含有膳食纤维，虽然对促进肠道健康大有好处，但也许会给宝宝造成卡到喉咙的感觉，因此宝宝会不喜欢吃蔬菜。家人可以尝试把蔬菜剁碎，与豆腐，或是肉、鸡蛋一起做成丸子，或者做成饺子、馄饨，淡化蔬菜的味道。

此外，爸爸妈妈要想法儿制造"吃蔬菜的快乐"，可以将一些颜色差别较大的蔬菜拼出美丽的图案，让宝宝洗干净小手抓着吃。如果宝宝不喜欢某一种蔬菜，但他／她只要愿意吃营养相当的其他蔬菜，家人也就不必强求。还有，大部分宝宝都喜欢水果。需要提醒爸爸妈妈注意的是，蔬菜与水果的营养虽有相似，但各不相同，不要用水果代替蔬菜。

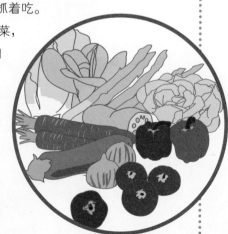

✿ 莫让宝宝吃汤泡饭

有些爸爸妈妈认为汤泡饭既营养丰富，又符合宝宝食物要软、烂的原则，适合不太会咀嚼的宝宝。殊不知，汤泡饭恰恰是不利于宝宝生长的一种喂养方式。第一，汤泡饭容易下咽，停留在宝宝的口腔时间短，没有充分的咀嚼和搅拌，甚至没有嚼烂就直接进入胃中，增加了消化的负担；第二，汤泡饭冲淡了胃液浓度，会降低宝宝的消化功能；第三，饭用汤泡过之后，体积会增大不少，宝宝的胃容量有限，没吃下多少，就会有饱腹感。

当然，宝宝的食谱里需要家人安排适量的汤，但不是让饭泡在汤里。少量的汤可以刺激胃和口腔分泌胃液及唾液，有助于促进肠胃消化，吃饭时喝几口汤，也会有助于宝宝下咽食物。

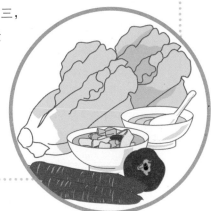

✿ 宝宝要慎食的食物

虽然宝宝咀嚼能力和消化能力增强不少，每日食谱也越来越丰富。不过，毕竟宝宝还不到 1 岁，消化系统尚未发育完善，所以，不要让宝宝过早地接受成人食物，尤其是那些容易引起过敏的食物。

鲜牛奶和蜂蜜都不适合 1 岁以下的宝宝食用。糯米糕、汤圆、瓜子、花生、油条、肥肉等不易消化的食品，以及咸菜、咸蛋、腊肉、蜜饯等太咸、太甜的腌制食品都不宜给宝宝吃。甜饮料、浓茶、咖啡会引发宝宝肠道不适，也不适合给宝宝饮用。

1 岁以内宝宝的食物可以放少量食用油，但不要放盐。给宝宝制作食物时，还应注意少放糖，同时也不要在宝宝的食物中放辣椒、大蒜、咖喱等刺激性调料。

✿ 莫让宝宝多吃蜂蜜

蜂蜜，既是滋补佳品又是治病良药，甜美可口，且含有丰富的葡萄糖、果糖、维生素、多种有机酸盐和有益人体健康的微量元素。但是，1岁以下的宝宝，并不适合食用蜂蜜。这是因为蜜蜂在采取花粉酿蜜的过程中容易受到肉毒杆菌的污染，而肉毒杆菌若进入不到1周岁的宝宝体内，可能会引发中毒症状，比如便秘、疲倦、食欲减退等。再有，蜂蜜中含有大量的糖分，在宝宝出牙期间，会影响宝宝的口腔卫生。

此外，有些蜂蜜中还可能含有雌性激素，宝宝长时间食用，有可能导致提早发育。所以，即使是1周岁以上的宝宝，也不能随心所欲地吃蜂蜜，偶尔作为调味品添加一点即可。

✿ 宝宝可以适量吃粗粮

未被精加工的粮食又称粗粮，例如：小米、玉米、高粱、荞麦、黄豆等。由于没有被过度加工，因此粗粮中的营养成分保存完好。粗粮中的粗纤维及维生素 B_1 对宝宝的消化很有好处，有助于宝宝大便通畅；粗粮中富含的B族维生素，对宝宝皮肤健康很有好处。

虽然粗粮所富含的营养、纤维对身体有诸多好处，但对于肠胃功能较弱的宝宝来说，完全消化这些物质还是很困难的。所以，即使粗粮有营养，也应"适可而止"，更不必在宝宝的食谱中每天都添加粗粮。如果要给宝宝吃粗粮，在尝试一种新的粗粮品种时，也应从少量开始，以免发生过敏或其他不良反应。另外，为宝宝选择粗粮食物时，要掌握"粗粮细作"和"粗细混搭"的原则，让宝宝吸收更多营养，尝试更多口味。这样做，既不会给宝宝的肠胃带来消化负担，也有助于培养宝宝良好的饮食习惯。

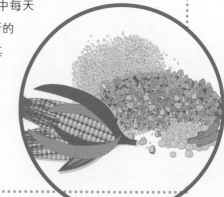

麦片粥

材　　料：麦片

制作方法：（1）将水放在锅内煮沸；

（2）麦片放于水中搅拌，煮烂即可。

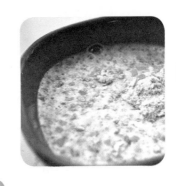

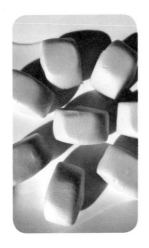

奶馒头

材　　料：面粉、牛奶、酵母粉

制作方法：（1）酵母粉用温水冲开；

（2）将牛奶倒入混有发酵粉的温水中搅拌均匀；

（3）放入面粉，揉成面团，放在常温下发酵；

（4）将大面团揉成若干小馒头；

（5）锅中水烧开，将小馒头放在屉上蒸20分钟即可。

三色虾泥

材　　料：虾、豆腐、西兰花、胡萝卜

制作方法：（1）豆腐洗净，用勺子压成豆腐泥；

（2）虾洗净，去虾头、虾皮、虾线，剁成虾泥；

（3）胡萝卜切成末，西兰花焯一下，切成碎末；

（4）锅内放油，放入胡萝卜末煸炒，加一点水，加锅盖待胡萝卜半熟时，放入虾泥、豆腐泥和西兰花；

（5）继续煸炒，至完全熟透时盛出即可。

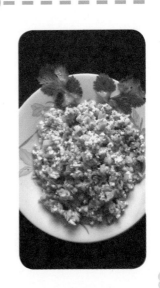

护理问答

Q: 宝宝可以看电视吗？

A: 育儿专家通常不主张2岁以内的宝宝看电视。根据长期的跟踪调查显示，2岁以下宝宝看电视，尤其是看成年人的影片，可能会造成诸多不良的影响。第一，过于快速变换的光影，会给宝宝造成视觉疲劳，影响视觉发育；其二，电视内容一闪而过，缺乏互动性，不利于宝宝与人交往的能力以及记忆、思考能力的培养；其三，容易造成宝宝混淆现实与虚幻，或模仿暴力行为，并可能因恐惧而影响睡眠和精神状况。

因此，不满2周岁的宝宝，要尽量少看电视。爸爸妈妈应多采取诸如说话、运动、唱歌、玩玩具等参与式、互动式的亲子游戏，以助于宝宝的早期综合能力开发。

不过，有些专门为婴幼儿制作的娱乐、益智、歌舞内容可以让宝宝观看，但要严格控制观看时间。通常情况下，1岁左右的宝宝每天看电视的时间应控制在15分钟内，且座位与电视机的距离应在3米以上。宝宝看电视时，房间不要过于黑暗，这样可以起到保护视力的作用。

Q: 家里有宠物怎么办？

A: 如果家里有宠物，那么宝宝学走路的阶段是双方关系最紧张、最容易发生危险的时期。爸爸妈妈不仅要为宠物做好清洁卫生、驱虫和疫苗接种，还需注意不要让宝宝与宠物单独相处，以防宝宝受到惊吓和伤害。

宠物狗
在狗狗未熟悉宝宝的气味之前，不要让宝宝轻易接触狗狗。当彼此熟悉了之后，宝宝要在成人的看护下与狗狗玩乐。

宠物猫
猫咪比较喜欢独处，所以宝宝不要与猫咪过于亲近，以免惹怒猫咪，被猫咪咬伤、抓伤。

宠物

宠物鼠
仓鼠牙齿很锋利，所以最好不要接近仓鼠，更不要让宝宝用手拿着食物喂仓鼠，以免被咬伤或感染病菌。

宠物鸟
宠物鸟只能观赏，不适合与宝宝亲近玩耍。不要让宝宝把手伸到鸟笼里面，以免被啄伤。

什么是宝宝安全的玩具?

玩具陪伴宝宝的成长,给宝宝带来快乐。如果玩具选择不当,则会给宝宝带来危险。所以,爸爸妈妈需要对宝宝的玩具进行"安检"。

检查玩具的适用年龄是否符合宝宝。国家玩具安全标准要求在玩具包装的明显位置标示出适合的年龄,当发现玩具标有"不适用于3岁以下儿童"的警告语时,应将玩具收藏起来,待宝宝长大些再玩。

有些玩具的包装说明书有明确的安全警示语,如"打开包装后,请立即将包装塑料袋弃置"、"非救生用品,只能在浅水中使用"等,这些生产厂商提醒注意,爸爸妈妈一定要遵守。

检查玩具上的小配件,如螺钉、娃娃身上的扣子、毛绒玩具上的眼珠等,是否有松动现象,以免发生宝宝误吞的情况。

Q:宝宝磕碰伤如何急救?

A:磕碰伤,主要包括擦伤、裂伤和损伤。擦伤伤口有少许渗血,出血量不大。此时要用干净的水把伤口清洗干净,尤其是受伤时的地面有土渣或砂粒,嵌入或划破皮肤的脏东西要清洗干净。等伤口晾干后,再涂上一些碘酒消毒就可以,不用包扎。

头部撞到桌角导致头皮磕破是最常见的裂伤。第一步是止血,用消毒纱布或干净的毛巾压住出血处,直到不出血为止。第二步是消毒,在伤口处涂上一些碘酒。第三步是包扎,用消毒纱布或创可贴把伤口轻轻覆盖、粘好。当宝宝碰到头部时,要观察宝宝的表现,如果出现呕吐、精神萎靡,最好带宝宝去医院检查,以防轻微脑震荡。

头皮血肿是跌落伤常造成的损伤类型。受伤24小时内先用冷毛巾在伤口处冷敷,为的是止住毛细血管出血。24小时后,再用温毛巾在伤口处热敷,为的是消除血肿。

Q:安全使用童车有什么注意事项?

A:童车在使用过程中应为宝宝系好安全带且松紧适宜,这样既不影响他/她身体活动,还能防止其爬出车外;不要在宝宝使用的童车上悬挂重物,以免失去平衡而发生侧翻;婴儿车不是婴儿床,晚上不要让宝宝睡在婴儿车里;任何时候都不要让宝宝站在推车中,这是非常危险的动作。

无论何时,爸爸妈妈都不要离开坐有宝宝的推车,也不要将宝宝交给陌生人照看,以确保宝宝的人身安全。停车取物或是给宝宝照相时,一定要将童车停在安全的位置,且需固定好刹车,确保车体处于稳固状态,以免溜车发生危险。

早期综合发育与潜能开发

❀ 运动发育

教宝宝上台阶

练习上台阶，是一项不错的运动，也可使宝宝迈开步伐，探索世界的欲望得到满足。上台阶时，可以考验宝宝的肢体力量，膝盖、脚踝、腿部都会得到锻炼。此外，上台阶不仅可以帮助宝宝掌握身体的平衡，让肢体动作更协调，还可以增强宝宝的自理能力，增加宝宝的自信心和胆量。

教宝宝学上台阶时，爸爸妈妈要牵着宝宝的一只手。如果台阶旁边有扶手，也可以让宝宝的一只手搭在扶手上，另一只手由家人牵引。宝宝练习的台阶不宜过高、过陡，应尽量选择坡度较缓且高度适宜的台阶。当宝宝的一只脚迈上一级台阶时，家人不要催促宝宝，一定要待双脚都站稳后再帮助宝宝将另一只脚迈向上一级台阶。练习的过程中，爸爸妈妈还可以同时教宝宝数 1-2-3，这样，即增加节奏感又可以让宝宝熟悉数字。每当宝宝成功地踏上一级台阶，要提醒宝宝站稳，并表扬宝宝的勇敢和优秀表现。

❀ 语言发育

宝宝语言发育的关键期

宝宝已经能熟练地指认并叫出"爸爸、妈妈、姑姑、奶奶"等身边的亲人，但大多数 12 月龄的宝宝仍不能说出一句完整的话。宝宝的表达欲望非常强烈，尽管发音还不标准，吐字也不够清晰，但非常热衷于叽里咕噜地自言自语，这正是宝宝迈入语言发育关键期的标志。

教宝宝说话的最佳方式就是多对他/她讲话。日常生活中，身边任何的美好事物都可以作为与宝宝的对话素材。与宝宝对话要尽量放慢语速，吐字清晰，语句不要太长，且要注意语气和停顿，多使用肢体语言和表情来帮助宝宝理解交流的内容。总之，成年人表达时不觉得别扭，宝宝听起来不觉得厌烦，就是好的标准。

如果宝宝发音不准确，这是很正常的情况。但是，爸爸妈妈不要故意重复宝宝错误的发音，以免加深宝宝对错误发音的记忆，形成习惯，将来难以纠正。

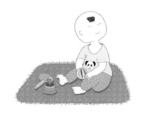

❀ 认知发育

宝宝的"宝贝"

在宝宝成长的过程中，大多数宝宝都会有一两件专属于自己的"宝贝"，可能是必须摸着才能入睡的小毛巾，也可能是当作自己好伙伴的布玩偶，还可能是一件有妈妈身上气味的睡衣……心理学家把这类"宝贝"叫作宝宝的"安抚物"，因为它们可以加强宝宝的安全感。有了这件"宝贝"，宝宝的情绪会得到安抚，很多宝宝在"宝贝"的陪伴下，可以独自安然入睡，就如同依偎在妈妈身边一样。这种行为与成年人的"恋物"行为不同，因为几乎所有的宝宝随着年龄的增长都能够逐渐告别这些"宝贝"。

因为安抚物是宝宝的依恋对象，所以爸爸妈妈要尊重宝宝的这一行为。如果有其他小朋友也喜欢宝宝的"宝贝"时，家人不要勉强宝宝与自己的"宝贝"分开；当宝宝受到委屈的时候，可以连同他/她的安抚物一起轻轻拥入怀中；外出游玩时，爸爸妈妈也要记得带上宝宝的"宝贝"，以免宝宝外出时因失去"宝贝"的陪伴而出现不愉悦的情绪，甚至是出现入睡困难。

❀ 生活与交往

制止宝宝的"问题"行为

在宝宝成长过程中，会出现一些诸如乱摔东西、撕书、大声喊叫等不礼貌行为，这些"问题"行为，是宝宝心理需求的一种表现，也是正常生长阶段的特点。爸爸妈妈要正确地引导宝宝养成良好的行为习惯，对于宝宝的"问题"行为不可以听之任之，也不可以粗暴地制止甚至打骂惩罚，而是应在宝宝出现"问题"时，分场合、分轻重，通过温和的肢体语言、严肃的语气以及坚持的方式帮助宝宝理解规则。

✿ 训练宝宝大小便

良好的生活习惯是从小养成的。教宝宝大小便时，需要有技巧，更需要有耐心。首先，要了解宝宝的便便信号、排便特点，才可以逐步训练宝宝规律的大小便。

1岁左右的宝宝还停留在站着也能小便的阶段，家人要帮助他/她体会有大小便时的感受，逐渐达成一种语言或者行为默契，这种默契宝宝能够表达得出，家长也能够听得懂。其次，宝宝排便通常是有规律的，比如一觉醒来、进食喝水后、出门之前、临睡之前等，所以爸爸妈妈在这些时间点上可以主动提醒宝宝大小便，以形成排便规律。当发现宝宝有"便意"时，不要反复询问"要不要上厕所"，而应直接领宝宝到便盆边，这样可以要让宝宝明白什么情况下需要如厕。

对于1岁左右的宝宝来说，穿脱裤子还是比较复杂的动作，仍需要家人帮忙。此外，宝宝学习自己大小便的过程中，会发生反复，也许已经学会的本领突然间又倒退了不少，这时家人要有足够的耐心，不要斥责宝宝，更不要让如厕成为一件让宝宝有压力的事情。

✿ 独立行走

独立行走是婴儿发育的一个重要里程碑。宝宝能站立和行走后，对周围环境的探索能力和活动范围大大增加。能独立行走的时间，在婴儿之间的差别也很大，从11个月到18个月，都为正常范围。

✿ 培养宝宝良好的卫生习惯

从小帮助宝宝养成良好的卫生习惯，可以使宝宝在越来越多的社会生活中，减少疾病发生和传染的机会。1岁左右的宝宝已经基本能够养成饭前、便后要洗手；每天早晚洗脸；餐后、睡前要漱口等卫生习惯。

在锻炼宝宝养成良好的卫生习惯过程当中，可以配合儿歌、游戏、故事等，将抽象的概念转化成宝宝能够理解且又觉得有趣的形式，这也是非常考验父母耐心和想象力的时刻。最理想的方式就是家长可以唱几首，或者编几首《洗手歌》《我爱洗澡》等歌谣，并且与宝宝一起表演。

要想养成一个好的习惯，最重要的就是坚持。良好的卫生习惯一旦形成规律，就会在宝宝身体和大脑中留下记忆，久而久之就养成了一种健康的生活方式，而健康的生活方式会使人受益终生。

❀ 宝宝性格的养成

遗传和环境是宝宝性格养成的主要因素，其中后天环境的影响更为重要，甚至有人形容家庭是制造性格的工厂。良好的家庭氛围，对于培养宝宝快乐、开朗的性格来说，是不可或缺也是不可替代的。因为父母的言行对身边的宝宝来说，无时无刻不在发生着潜移默化的影响。以下事项需要注意：

> 为人父母，要注意自身言行，给宝宝一个好的榜样；
>
> 尊重宝宝的情感，当宝宝可以自己作出选择时，不将成人的意志强加给他／她；
>
> 鼓励宝宝与同龄人一起玩耍，从小学会分享以及愉快融洽地与人交往；
>
> 注意观察宝宝的特长，多提供一些兴趣的选择，并给予必要的引导；
>
> 杜绝打骂行为，给宝宝自尊和安全感；
>
> 不迁就孩子的错误和无理要求，适当限制宝宝对物质的占有欲；
>
> 当宝宝受到挫折时，鼓励他／她克服困难，增强自信和独立性。

❀ 亲子教育"七不责"

制止宝宝的"问题"行为时，要掌握好"火候"。我国古代的亲子教育中就有"七不责"的说法。第一，对众不责，即不在众人面前责备宝宝，要从小保护孩子的尊严；第二，愧悔不责，即不要再责备已自感惭愧的宝宝；第三，暮夜不责，即晚上睡觉前不要责备宝宝，以免影响睡眠质量；第四，饮食不责，即不要在吃饭时责备宝宝，以免影响食物消化，也避免宝宝因哭泣而将饭粒吸入气管，造成危险；第五，欢庆不责，即不要责备特别高兴的宝宝，这样容易造成身体伤害；第六，悲忧不责，即宝宝哭的时候不要责备；第七，疾病不责，即宝宝生病的时候不要责备。

❀ 倾听和安抚宝宝

1岁左右的宝宝已经开始有了强烈的自我意识。当别人不能理解或是不能满足宝宝的需求时，他／她可能会出现"坏"的情绪，要求家人对自己"妥协"。如果出现这种情况，不要一味地责怪宝宝，甚至把这看作是无理取闹。因为宝宝的语言发育还不完善，有时宝宝的哭闹、喊叫，甚至是愤怒，仅仅是想要表达自己意愿的一种方式。爸爸妈妈要学会倾听和理解，与宝宝沟通，安慰宝宝并了解之所以产生这样情绪的真实原因。

宝宝产生喜怒哀乐的情绪变化必定事出有因，通常不仅仅是为了引起家人对自己的注意，有时可能是在告诉妈妈自己身体上的某个部位不适。当宝宝出现"坏"情绪的时候，爸爸妈妈可以靠近并轻轻地搂住宝宝，让他／她的情绪得到安抚。然后，耐心观察是否他／她的身体出现不适。

体检与疫苗

❀ 宝宝的体检

宝宝进行 1 周岁体检时，儿童保健医生通常会检查宝宝囟门、动作发育、视力、听力、牙齿等发育情况，并且进行血常规等必要的实验室检查。医生会用手轻轻触摸宝宝头部，检查宝宝囟门的闭合情况。如果闭合较晚，或囟门过大，都需要引起注意。

此外，爸爸妈妈可以给 1 周岁的宝宝进行生长发育家庭监测：

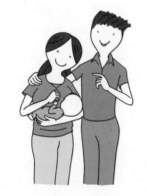

1 动作发育：能否自己站起来，并且扶着东西行走；手指是否灵活，能否用蜡笔在纸上漫无目的地戳出点或划道。

宝宝的表现 _____

2 视力发育：宝宝可以用自己的手指认鼻子、嘴巴或者眼睛；宝宝可以抚弄玩具或注视近物。

宝宝的表现 _____

3 听力发育：在距离 1 米的位置对着宝宝喊"宝宝，看这里"时，宝宝能够自己转身或扭头。

宝宝的表现 _____

4 牙齿发育：大部分的宝宝已萌出 6 ~ 8 颗牙齿。

宝宝的表现 _____

❀ 接种疫苗

如果从出生开始，按时进行预防接种，宝宝到 1 周岁时已完成了计划内疫苗的基础免疫接种。1 岁后根据疫苗性质的不同，可在不同年龄进行疫苗的加强接种，以巩固效果。准备进入低龄幼儿园或者看护中心的宝宝，可以根据当地情况，征求儿童保健医生的意见，决定是否注射甲肝和水痘疫苗。

孕妇学校·教材·网络孕校·移动应用 **全方位服务**

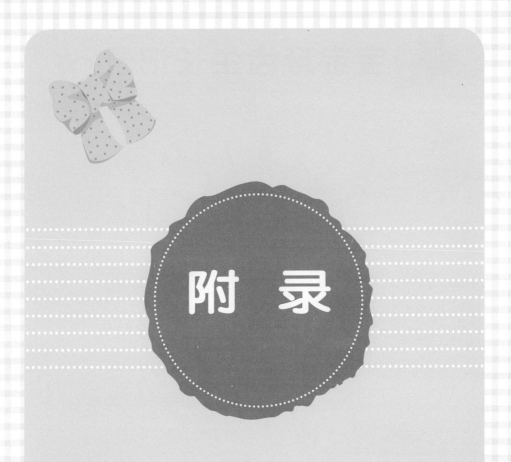

附 录

宝宝牙齿生长记录

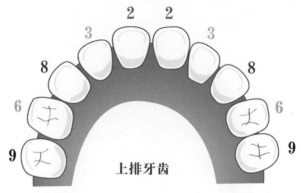

上排牙齿

下排牙齿

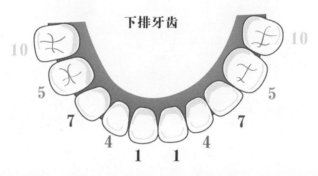

	位置1	第___个月第___天（左）	第___个月第___天（右）
下颚	位置4	第___个月第___天（左）	第___个月第___天（右）
	位置7	第___个月第___天（左）	第___个月第___天（右）
	位置5	第___个月第___天（左）	第___个月第___天（右）
	位置10	第___个月第___天（左）	第___个月第___天（右）
上颚	位置2	第___个月第___天（左）	第___个月第___天（右）
	位置3	第___个月第___天（左）	第___个月第___天（右）
	位置8	第___个月第___天（左）	第___个月第___天（右）
	位置6	第___个月第___天（左）	第___个月第___天（右）
	位置9	第___个月第___天（左）	第___个月第___天（右）

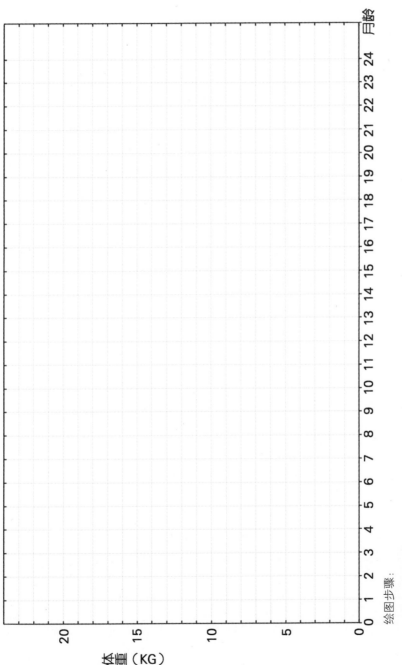

宝宝生长发育监测曲线图

绘图步骤：

①查阅本书附带的《育儿常见问题速查手册》第 47 页，根据宝宝的性别找到对应月龄的体重标准值（每个月有 7 个数值），分别绘制在相应的位置，并连成曲线，作为宝宝生长发育监测参考标准。

②每月测量宝宝的体重，将体重值标注在对应月份，并用与参考标准不同颜色的线连接起来（参照本书 98 页样例）。

月龄

体重（KG）

快乐孕育

附录

327

有用的电话号码

◎姓名：

◎电话：

◎姓名：

◎电话：

◎姓名：

◎电话：

◎姓名：

◎电话：

◎姓名：

◎电话：

◎姓名：

◎电话：

◎姓名：

◎电话：

◎姓名：

◎电话：

◎姓名：

◎电话：

◎姓名：

◎电话：

◎姓名：

◎电话：

◎姓名：

◎电话：

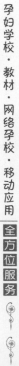

孕妇学校·教材·网络孕校·移动应用 全方位服务

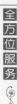